松沢病院120年年表

松沢病院120周年記念誌刊行会

星 和 書 店

Seiwa Shoten Publishers

*2-5 Kamitakaido 1-Chome
Suginamiku Tokyo 168-0074, Japan*

まえがき

　東京都立松沢病院の前身である東京府癲狂院は明治12（1879）年に創立されたので，平成11（1999）年は創立120周年にあたる。本年表は松沢病院の旧職員・現職員で結成した「松沢病院創立120周年記念会」の事業のひとつとして刊行したものである。

　120年という数は，100とか150とかいう数に比べると必ずしもきりのいい数字ではないが，それにもかかわらず今回記念事業を計画したのは次のような理由による。

　第一には，昭和54（1979）年の松沢病院創立百周年事業が種々の理由で不消化のまま終わってしまったと誰でも感じていることである。当時は東京都の精神科医療の混乱期で，その年の創立記念日の直前まで2年半にわたって院長不在が続いていた。当時すでにご高齢であった秋元波留夫先生を非常勤の院長に迎え，金子嗣郎先生たちのご努力によって創立百周年行事は恙なく行われ，「精神医学」誌の特集として，松沢病院の沿革，医療と看護，研究の歴史などが総括されたが，同時に計画されていた「松沢病院百年史」は，中心となっておられた金子先生のご病気とご逝去によって日の目を見ないままに終わってしまった。創立100年までの松沢病院の歴史は，その後，金子嗣郎「松沢病院外史」，岡田靖雄「私説松沢病院史」，浦野シマ「東京都松沢病院100年史」などとして刊行されたが，われわれとしては創立120年の機会にこれまでの歴史をもう一度まとめておく必要を感じたのである。

　第二には，この20年から30年の間に松沢病院が大きく変化したことである。第二次世界大戦の戦前から戦後にかけて松沢病院はきわめて貧困であったわが国の精神医療機関の中にそびえ立っていた巨大公立精神病院であったが，昭和30年代後半から始った病院の改築と共に，民間立精神医療機関の急増によって松沢病院の占める位置や役割が大きく変化した。このような病院の「近現代史」を正確に記録しておくことはこれにかかわった病院関係者の義務と考える。

　以上の二つの理由から，われわれは今回の刊行にあたって
①東京府癲狂院開設以来の120年間の当院の歩みを年表の形でまとめる。
②そのうちでも，この約20年間の病院の歴史を重点的に正しく記載する。
ということに主眼点をおいた。

　しかし，われわれは歴史を専攻するものではなく，毎日の多忙な診療業務に追われているごく普通の医師の集団で，新しい史実を発掘したり，古い文書を検索したりする時間的余裕も研究能力も不足している。

　また，歴史を編纂する場合には，単に事実を羅列するだけではなくて，作成者の間に共通した

「歴史観」があるべきであろう。病院の歴史を編纂する際にも，医療史的立場，社会史的立場，医療労働者の立場，患者の立場などいろいろな立場によって事実の取り上げ方が当然異なって来る。本書では，作成に関与したものの大部分が医師であったことから，病院の記録などに記載された事実を客観的に取り上げた「医師から見た精神医療史的立場」の年表とした。

たまたま松沢病院が創立120年を迎えた平成11年に，東京で第95回日本精神神経学会が開催された折に，院長の風祭が「松沢病院120年」と題した特別講演を行う機会を得た。東京帝国大学教授が巣鴨～松沢病院長を兼務していた時代を除いては，一公立精神病院である松沢病院の歴史が学会で取り上げられたことはなかったと思われるので，特別講演に若干の補筆を行って巻頭に載せた。

この20年の間に松沢病院に起こった大きな変化は，民間立の精神病院の急速な増加に対応して，松沢病院が時間外救急医療や身体合併症医療などの公立病院としての行政医療的機能を備えるようになったことであろう。

本年表の後にこれらの行政的精神医療と精神科以外の各科の医療の歩みを載せた。また，松沢病院史に関する主要文献とその解題を付した。項目によって若干の精疎や重複があるが，松沢病院の現在の歴史を実際に担ってきた人たちの記録として御覧頂きたい。

本書は，はからずも21世紀のはじまる西暦2001年に発行されることになった。時代の流れの早い現代では，精神科医療のあり方もも21世紀には大きく変わって行くことと思われるが，長い歴史を担ってきた松沢病院がこれからも精神障害者の医療のために大きな力を持つ病院として発展して行くことを願っている。

平成13年2月

東京都立松沢病院長
松沢病院創立120年記念会代表
風　祭　　　元

目　次

まえがき
1　松沢病院120年年表 …………………………………………………………… 1
2　松沢病院120年の歩み―概説 ………………………………風祭　元…… 17
3　診療・各部門の歩み …………………………………………………………… 35
　Ⅰ　精神科救急診療の歩み ……………………………………分島　徹…… 35
　Ⅱ　精神障害者身体合併症診療の歩み ……………………………………… 43
　　1．内科（稗田正志）
　　2．外科（羽生　丕）
　　3．脳神経外科（新井俊成）
　　4．整形外科（沼尾茲夫）
　　5．神経内科（安野みどり）
　　6．放射線科（岡田洋一）
　　7．歯科口腔外科（清田健司）
　　8．麻酔科（八木　崇）
　　9．検査科（土谷邦秋）
　Ⅲ　社会復帰活動の歩み ………………………………………安西信雄…… 56
　Ⅳ　アルコール・薬物依存症医療の歩み ……………………熊谷直樹…… 64
　Ⅴ　老年精神疾患医療の歩み …………………………………入谷修司…… 71
4　研究室の歩み …………………………………………………………………… 75
　Ⅰ　心理室でカジカをきく（現・第1研究室）………………藤原　豪…… 75
　Ⅱ　脳波室と私（現・第2研究室）……………………………佐々木日出男…… 81
　Ⅲ　化学室の歩み（現・第3研究室）…………………………加藤伸勝…… 85
　Ⅳ　病理室　研究室の生い立ち・人材・研究・日常の生活（現・第4研究室）…石井　毅…… 98
　Ⅴ　旧本館第5研究室の住人とその仕事（社会精神医学　現・第5研究室）………岡田靖雄……104
5　松沢病院史に関する主要文献解題 …………………………風祭　元……111
あとがき ……………………………………………………………………………127

歴代院長

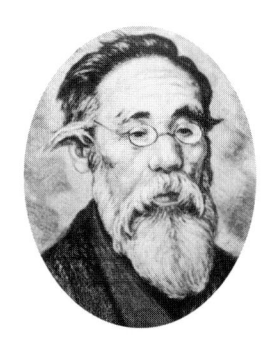

初代
長谷川　泰
（明12.10－13.7）

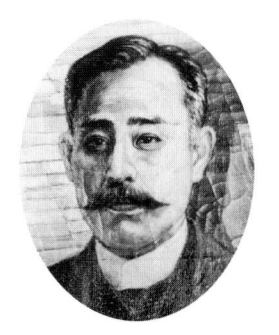

二代
中井常次郎
（明13.7－20.4）

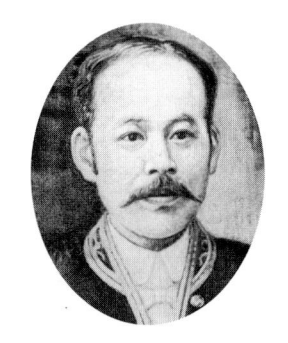

三代
榊　　俶
（明20.4－30.2）

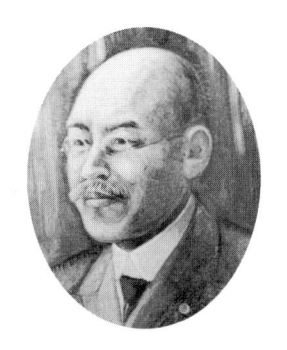

四代
片山　國嘉
（明30.8－34.10）

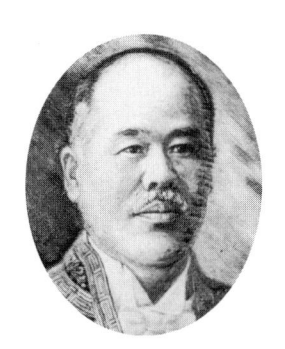

五代
呉　秀三
（明30.3－30.8，明34.10－大14.6）

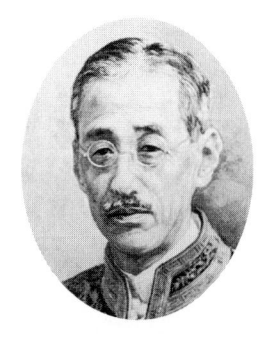

六代
三宅　鑛一
（大14.6－昭11.6）

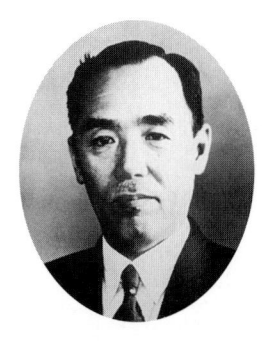

七代
内村　祐之
（昭11.6－24.2）

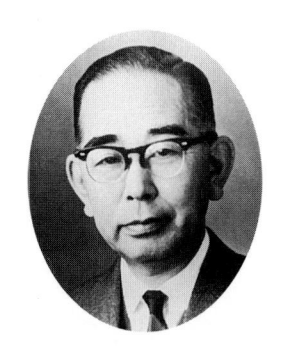

八代
林　　暲
（昭24.2－37.12）

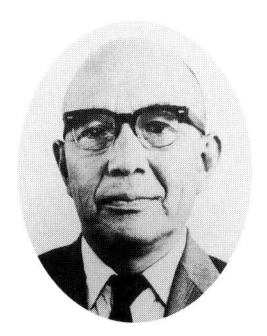

九代
江副　勉
（昭37.12－46.7）

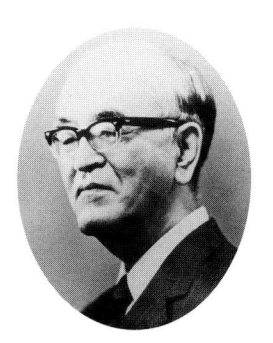

十代
詫摩　武元
（昭46.7－47.9）

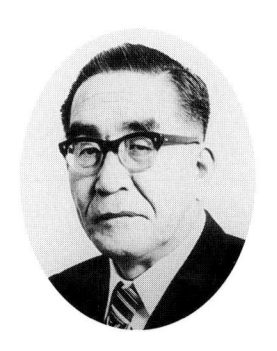

十一代
岡田　敬蔵
（昭47.9－52.7）

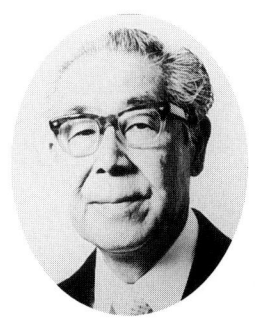

十二代
秋元波留夫
（昭54.11－58.8）

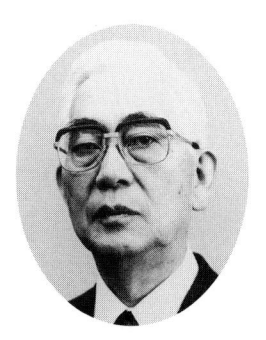

十三代
加藤　伸勝
（昭58.9－平2.7）

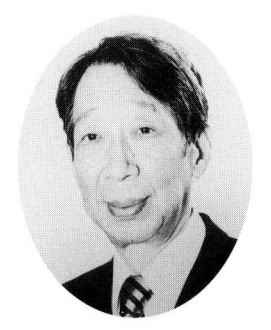

十四代
金子　嗣郎
（平2.7－6.7）

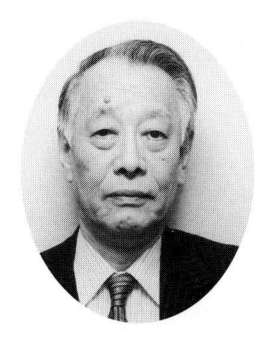

十五代
風祭　元
（平6.10－現在）

1. 松沢病院120年年表

（　凡　　例　）

○東京府癲狂院の創立は1879年であるが，設立前の1868年（明治維新）から関連事項を記した。

○太陽暦への移行は明治5年であるので，それ以前の太陰暦の月日は［　］内に記した。

○巣鴨病院時代には，東京帝国大学医科大学精神病学教室は巣鴨病院内にあったので，その関連事項は松沢病院関連事項に記した。また，昭和24年まで院長は東京（帝国）大学教授を兼ねていたので，院長のことは松沢病院関連事項の項に記した。

○人事は原則的に院長・副院長のみとし，また死亡は現職中の逝去の場合のみ年表に記した。

○公立・私立精神病院の開設・廃院は，原則として明治時代のみを記した。

○「精神医療関係」「一般社会」の事項の選択の基準は年によって必ずしも一定していないが，了承されたい。

○昭和54年（1979年，創立百周年）までの年表は主として下記の書籍を参考にさせて頂いた。厚く御礼申し上げる。

東京府立松沢病院医局　東京府立松澤病院ノ歴史
　　　　　　　　　呉教授在職25周年記念文集　第3揖　1923
樫田　五郎　　日本における精神病学の日乗
　　　　　　　　　呉教授在職25周年記念文集　第3揖　1923
　　　　　　　　　（精神医学神経学古典刊行会，創造印刷1977）
岡田　靖雄　　私説松沢病院史　岩崎学術出版社　1981
浦野　シマ　　写真と年表にみる東京都立松沢病院100年史
　　　　　　　　牧野出版　1995

年	松沢病院関連事項	精神医療関係・一般社会
1867 (慶応3)		大政奉還上表
1868 (明元)		王政復古の大号令 東京府開庁
1869 (明2)		東京遷都 版籍奉還
1871 (明4)		廃藩置縣
1872 (明5)	7・4［5・29］町会所廃止 9　　営繕会議所設立 　　　　→会議所 11・15［10・15］会議所附属養育院開設	学制施行 全国に郵便制度 新橋－横浜間に鉄道開通 太陽暦採用の布告
1873 (明6)	2・4　養育院護国院跡地へ移転	徴兵令施行 内務省設置
1874 (明7)	5・7　東京府病院開院	東京衛戍病院に精神病室設置
1875 (明8)	10・7　養育院狂人室完成	内務省第7局→衛生局設置 京都癲狂院（府立）開設
1876 (明9)	5・26　養育院→東京府養育院	モーズレイ著　神戸文哉訳 「精神病約説」刊行
1877 (明10)	2・18　東京会議所解散 4・12　東京大学発足	西南の役
1878 (明11)	5・23　脚気病院・癲狂院設立に御下賜金 12・18　養育院狂人室増築	加藤瘋癲病院開業 区立函館病院瘋癲病室開設
1879 (明12)	7・25　府病院が旧養育院内癲狂室で 　　　　精神病者治療開始（府癲狂院－松 　　　　沢病院の前身－発足） 10・10　養育院は神田和泉町に移転 10・24　長谷川泰初代癲狂院長（兼任）	癲狂病院（私立→根岸病院）設立 教育令施行 東京地方衛生会立大久保・本所・ 品川・駒込病院開設
1880 (明13)	1・9　癲狂院男女病棟を分ける 4　　女性看護者勤務開始 11・18　東京府癲狂院規則制定 11・24　東京府入院願手続布達	刑法制定 愛知公立病院に癲狂室落成

1881 (明14)	4	向ケ丘に癲狂院新築開始	警視庁設置
	7・8	府病院廃院	
		長谷川癲狂院長辞任	
		中井常次郎第2代院長となる	
	8・30	東京府癲狂院向ケ丘に移転	
1882 (明15)	2・2	榊俶精神病学専攻のため欧州留学	木瓜原癲狂院（私立）設立 京都癲狂院（府立）廃院
1883 (明16)	11	癲狂院で病理解剖開始	錦織剛清が相馬家家令を告発 （いわゆる相馬事件の始まり）
1884 (明17)			岩倉癲狂院設立 警視庁瘋癲人取扱心得制定（8月） 本郷本富士町に東京大学新築
1885 (明18)			府県制公布 内閣制度創立 国府台衛戍病院に精神病室設置 石丸癲狂院（私立）設立
1886 (明19)	6・20	東京府癲狂院巣鴨駕籠町へ移転	大阪癲狂院（私立）設立 帝国大学令公布
	10・21	榊俶欧州から帰朝	
	11・11	榊俶帝国大学医科大学教授に	
1887 (明20)	4・30	中井常次郎院長辞任	
		榊俶癲狂院医長に	
		帝国大学と癲狂院との間で 診療－講義の協定成立	
	9・19	癲狂院内に講義室完成	
1888 (明21)			市制・町村制公布
1889 (明22)	3・1	癲狂院を東京府巣鴨病院に改名	大日本帝国憲法発布
	10・26	屍室全焼（放火？）	東京市制施行 内閣官制公布
1890 (明23)			第1回日本医学会開催 府県制・郡制公布 教育勅語発布 第1回帝国議会開院式
1891 (明24)	6・30	巣鴨病院医員船岡英之助 精神病者の看護講義開始 呉秀三巣鴨病院医員に	滝野川学園設立

年	事項	関連事項
1892 (明25)		（相馬誠胤没）
1893 (明26)	4・29 巣鴨病院に薬剤師（板垣）	
1894 (明27)	5・11 入院患者取扱い手続き制定 8・14 呉秀三「精神病学集要」前編発行 12・19 東京府巣鴨病院処務規定制定 　　　 巣鴨病院医事年報発刊	清国に宣戦布告（日清戦争） 永井精神病療院（私立）設立
1895 (明28)	巣鴨病院看護人心得など制定 8・23 呉秀三「精神病学集要」後編発行 　　　 巣鴨病院伝染病室落成	日清講和条約（台湾日本領に） いわゆる「三国干渉」
1896 (明29)	4・30 呉秀三医科大学助教授に 　　　 水治療室・電気治療室設置	
1897 (明30)	2・6 榊医長逝去 3・6 呉秀三巣鴨病院医長心得 5・10 呉秀三巣鴨病院医長 8・5 片山国嘉巣鴨病院医長 8・8 呉秀三欧州留学に出発	京都帝国大学設置
1898 (明31)	清水耕一巣鴨病院看護長に 5・21 榊俶教授胸像建像式 　　　 (巣鴨病院内・精神病学教室)	各府県警察部に衛生課設置
1899 (明32)	11・11	東京脳病院（私立）開院
1900 (明33)	10　 巣鴨病院内に水道敷設	戸山脳病院（私立）開院 精神病者監護法公布
1901 (明34)	10・17 呉秀三帰朝 10・23 呉秀三東京帝国大学医科大学教授 10・31 呉秀三巣鴨病院医長嘱託 　　　 患者に対する拘禁具使用禁止 　　　 榊保三郎「癲狂院における精神病 　　　　 看護学」印刷・看護者に講義開始 　　　 永松アイ子女子部看護婦指導に	王子精神病院（私立）開院 東京精神病院（私立）開院
1902 (明35)	門脇真枝「精神病看護学」出版 　　　 女性患者に女子看護長 　　　 作業治療・構外運動など始まる	日本神経学会創立 精神病者慈善救治会設立 日英同盟成立

年	月日	松沢病院関連事項	一般事項
1903 (明36)	6・9	精神病者慈善救治第1回園遊会 巣鴨病院普通看護法講習規則制定 東京府巣鴨病院年報（明35年度版） 　（神経学雑誌掲載）	京都帝国大学福岡医科大学設置 青山脳病院（私立）開設
1904 (明37)	4・1	呉秀三巣鴨病院院長（←医長） 巣鴨病院外来診療開始 巣鴨病院自費病室3棟完成（煉瓦造） 病院給食が委託から自営に	日露戦争開戦 精神病科談話会設立
1905 (明38)		巣鴨病院処務細則制定 仮出院（長期外泊）制度が出来る	旅順開城・日本海海戦 日露（ポーツマス）講和条約
1906 (明39)		巣鴨病院規則集大成 電灯設置 持続浴施設設置 看護人（婦）養成所設置 　（看護法講習第1期卒業生）	議会で医学校に精神病科設置の建議案 京都帝大福岡医科大学に精神病学講座 医師法・歯科医師法公布 新宿脳病院（私立）開設 石田昇「新撰精神病学」初版刊行
1907 (明40)		副院長制→三宅鑛一初代副院長 東京府巣鴨病院年報独立発行	音羽療養所（私立）設立 東北帝国大学設置
1908 (明41)	 6・30 7・10 8・26 9・25 12・25	不潔室廃止 巣鴨病院に外来診療所落成 看護者（男女）寄宿舎落成 呉秀三「精神病診察法」発行 呉秀三「精神病検診録」発行 清水耕一看護長 「新撰看護学，附精神病看護学」刊行	大久保山田脳病院（私立）開設 改正刑法公布
1909 (明42)	5・3 6・15 12	三宅鑛一医科大学助教授 巣鴨病院創立30年記念式 呉秀三台湾にクレチン病調査	東京山手線開通
1910 (明43)			土田脳脊髄病院（私立）開設 日韓併合条約調印
1911 (明44)	9・30	呉秀三在職10年祝賀会	九州帝国大学官制公布 東京市電開通
1912 (大元)		巣鴨病院施療規則制定	明治天皇崩御
1913 (大2)		呉秀三「我邦ニ於ケル精神病ニ 　関スル最近ノ施設」発表	巣鴨脳病院（私立）設立 野口英世進行麻痺脳に梅毒スピロヘータ発見

1914 (大3)			東京帝国大学医科大学に精神病科外来診療所設立 第一次世界大戦おこる 東京駅開業
1915 (大4)		巣鴨病院が看護婦講習所に指定される	
1916 (大5)		呉秀三「精神病学集要」増訂 第二版（前編）発行	東京帝国大学医科大学精神病科病室落成
1917 (大6)	2・17 9・20	石橋ハヤ看護長に 東京府巣鴨病院移転地を府下 荏原郡松澤村に決定	精神病者全国調査（保健衛生調査会） ロシア革命（三月革命）
1918 (大7)	3・5	松澤病院起工 松澤村敷地買収 「精神病者私宅監置ノ実況及其統計 的観察」（呉秀三・樫田五郎）発表	シベリア出兵 米騒動始まる
1919 (大8)	10・3 11・7	東京府立松澤病院開院式 全患者松澤病院に移転	精神病院法公布 帝国大学令改正（帝国大学医学部） 東京帝国大学医学部精神病学教室は 　本郷構内に移転 ベルサイユ条約
1920 (大9)	1・20 8	松澤病院西第4病棟全焼 松澤稲荷神社建立 西第4病棟再建	日本精神病医協会設立 第1回国勢調査施行
1921 (大10)	7	松澤病院の池・築山工事開始	衆院精神病院設立に関する決議案可決 杉田直樹東京帝大医学部助教授に任命 下田光造「持続睡眠療法」発表
1922 (大11)	10	前田則三作業治療専任看護長に	健康保険法公布 呉秀三教授在職25周年祝賀会（11・4） ワシントン条約調印
1923 (大12)	9	関東大震災で病棟2棟全壊 患者雑誌「松の緑」発刊	王子脳病院焼失 日本医師会設立
1924 (大13)	3	院内に精神病者救治会臨時救護所 清水看護長社会事業功労者として 　表彰される。	青山脳病院焼失

1925 (大14)	3 6・30 8	池・築山工事ほぼ完成 呉秀三院長退職 三宅鑛一院長となる 橋健行副院長となる 「看護人心得之大要」制定 関東大震災の復旧工事ほぼ終わる	呉秀三東京帝大定年退職 三宅鑛一東京帝国大学教授 普通選挙法成立 森田正馬「森田療法」提唱
1926 (大15)	1	南4病棟半焼（放火） 進行麻痺へのマラリア熱療法 　　開始される	精神病者救治会相談所に治療部新設 大阪府立中宮病院開設 大正天皇崩御
1927 (昭2)	8・5 11・4	橋健行副院長辞職 杉田直樹副院長	精神病者救治会を救治会と改称
1928 (昭3)	2・25	東京府立松澤病院細則制定	第1回普通選挙行われる
1929 (昭4)		第1回運動会開催 救治会事務所を松澤病院内に	戸山脳病院全焼・閉鎖 神奈川県立芹香院開設 世界経済大恐慌
1930 (昭5)		看護人養成規則改正	ロンドン条約調印 三宅鑛一ら第1回国際精神衛生会議に
1931 (昭6)	5 6・21	杉田直樹副院長辞職 斉藤玉男副院長に	満州事変 福岡県立筑紫保養院開設 日本精神衛生協会設立
1932 (昭7)	3・26	第1回盆踊り大会開催	呉秀三没（3・26） 満州国建国 愛知県立城山精神病院開院 五・一五事件 第1回公立・代用精神病院会議開催
1933 (昭8)		看護人養成規則改正	日本，国際連盟脱退
1934 (昭9)		中5病棟竣工 「松澤音頭」出来る	日本精神薄弱者愛護協会設立
1935 (昭10)		インシュリン衝撃療法導入	日本神経学会を日本精神神経学会と改称
1936 (昭11)	6・30	三宅鑛一院長退職，内村祐之院長 東6病棟完成	二・二六事件起こる 日独防共協定締結 東京帝大医学部脳研究室開設 ベルリンオリンピック大会開催

年	月日	松澤病院	社会情勢
1937 (昭12)	2・2	芦原将軍（金次郎）死去	日中戦争（日支事変）始まる
	7・10	斉藤玉男副院長辞職	南京陥落
	7・20	関根真一副院長に	カルジアゾール衝撃療法開始
1938 (昭13)	4・1	初代作業医療科医長が設けられる	厚生省設置
		電気ショック療法導入	国民健康保険法公布
		国民心身鍛錬運動実施	国民総動員法公布
			国府台衛戍病院里見分院精神病棟開設
1939 (昭14)	11・19	呉秀三胸像除幕式（松澤病院）	物価統制令・米穀配給統制法公布
	12	松澤病院では持続浴療法廃止	第二次世界大戦（英仏対独宣戦）
		東京帝大精神病学開講50周年記念会	ノモンハン事件
1940 (昭15)	7・11	関根真一副院長辞職	国民優生法公布
		村松常雄副院長に	大政翼賛会発会
	12・9	紀元二千六百年奉祝演劇大会	紀元二千六百年奉祝式典
		患者療養報国（勤労奉仕）隊結成	日独伊三国軍事同盟
			傷痍軍人武蔵療養所開設
1941 (昭16)		斉藤茂吉「松澤病院歌」	太平洋戦争開戦，真珠湾攻撃
		院内空き地開墾開始	精神病者監護法厚生省予防課所管に
			国民学校令（小学校→国民学校）
1942 (昭17)			精神衛生業務が警察部→内務部へ
			米空軍本土初空襲・ミッドウエイ海戦
1943 (昭18)	5・1	松澤病院大講堂完成	精神衛生団体「精神厚生会」に統一
	3	石橋ハヤ婦長表頌祝賀式	東京都制施行
	7・1	病院名「東京都立松澤病院」に	学徒出陣始まる
1944 (昭19)		松澤病院死亡者増加	戦局不利となり国民生活の逼迫激化
	9	歯科診療開始（陳茂棠嘱託医）	米軍空襲多くなる
1945 (昭20)	4・1	青山脳病院東京都に移管	各地の民間精神病院空襲で全焼
	4・14	戦災病院入院患者250名転入院	ドイツ連合軍に降伏（5・7）
	5・21	松澤病院梅ケ丘分院発足（村松院長）	広島・長崎に原子爆弾投下（8・6, 8・9）
	5・25	松澤病院米軍空襲，病棟一部焼失	ポツダム宣言受諾（8・14）
		梅ケ丘分院大部分焼失	戦争終結詔書・終戦（8・15）
			傷痍軍人肥前療養所開設
			連合軍進駐開始（8・28）
1946 (昭21)	10・15	松沢病院従業員組合結成	極東国際軍事裁判始まる（5・3）
	11・7	松沢病院患者慰安演劇大会復活	医師インターン制，国家試験制度
		病院創立67周年記念	生活保護法公布
			日本国憲法公布
			東京都衛生局発足（←民生局）

1947 (昭22)	12・11	陳茂棠「カペナウム会」開始 松沢病院でロボトミー開始 松沢病院看護者3交替勤務開始	日本国憲法施行（5・3） 保健婦助産婦看護婦令公布 労働基準法・児童福祉法など施行 教育基本法施行・義務教育六三制に 選挙による初代都知事に安井誠一郎 内務省廃止
1948 (昭23)	7	斉藤西洋分院長に 林暲松沢病院副院長に 患者更生懇話会発足 入院患者完全給食制に 石橋ハヤ婦長GHQ司令官表彰	医療法公布 優生保護法公布 韓国・北朝鮮分裂 国連「世界人権宣言」採択
1949 (昭24)	2・8	内村祐之院長辞任・東大教授専任 林暲松沢病院長に 院内誌「更生」発刊	中華人民共和国成立 湯川秀樹ノーベル物理学賞受賞 東京精神病院協会設立（5月） 日本精神病院協会発足（7月）
1950 (昭25)		「懇話新報」院内で発刊 職員レッドパージ（共産党員追放）	精神衛生法公布（5・1） 朝鮮戦争勃発（6・25） 警察予備隊発足 地方公務員法公布 第1回世界精神医学会議（WPA）開催
1951 (昭26)		松沢病院附属看護婦養成所廃止 猪瀬正　副院長に	日本，世界保健機構に加盟（5・16） 覚せい剤取締法公布（6・30） 対日講和条約調印 日米安全保障条約調印（9・8） 日本精神衛生会発足
1952 (昭27)	6 11・1	東7病棟開棟 梅ケ丘分院は梅ケ丘病院として独立	東京都衛生局に優生課新設 国立精神衛生研究所設立 第1回全国精神衛生大会 地方公営企業法公布 都立府中病院開設（旧府中療養所）
1953 (昭28)	2・6	南3病棟失火により全焼	麻薬取締法制定 東大医学部衛生看護学科開設
1954 (昭29)	11	創立75年記念行事 林暲「東京都立松澤病院七十年 　略史」（私家版）発行 東8病棟開棟	自衛隊法公布・自衛隊発足 第1回精神衛生実態調査（7・1） 日本精神衛生連盟結成 民間精神病院建築資金貸付事業開始

年	松沢病院	一般事項
1955 (昭30)	5・27 元婦長（嘱託）石橋ハヤ 　　　ナイチンゲール賞受賞 6・4 石橋ハヤ女史ナイチンゲール記章授与式 　　　詫摩武元　副院長に	覚醒剤相談所開設
1956 (昭31)	1・1 更生懇話会、患者自治会として再発足 4・27 臺弘・江副勉・加藤伸勝「覚醒剤 　　　中毒の生化学研究」に森村賞授与 　　　（第53回日本精神神経学会） 7・14 石橋ハヤ受賞記念碑健立除幕式 11・3 石橋ハヤ黄綬褒賞受賞 　　　（精神科看護者としてわが国最初）	厚生省に精神衛生課設置（4・1） 日本，国際連合加盟 クレペリン生誕百年記念会開催
1957 (昭32)		厚生省「精神病の治療指針」発表 病院精神医学懇話会発足 東京都優生課梅ケ丘分室開設（4月）
1958 (昭33)	松沢病院移転促進・反対運動活発化 11・27 医局に病院問題研究会発足	東大内村教授退官，後任秋元波留夫 精神科看護協会発足（5・11） 国民健康保険法公布 第2回全国精神衛生実態調査 日本精神科看護協会発足
1959 (昭34)	2・14 「これからの精神病院シリーズ」発刊 11・17 東京都、松沢病院を現在地に 　　　　改築の方針決定 　　　　南5病棟火災 　　　　粕谷八幡神社放火事件起こる	「精神医学」誌（医学書院）発刊 国民年金法公布 第15回日本医学会総会 　（内村祐之会頭） 東龍太郎東京都知事に
1960 (昭35)	2・15 更生懇話会→自治懇話会に改組 　　　病院栄養教室発足 　　　江副勉 副院長に	都立梅ケ丘精神衛生相談所開設（1月） 精神薄弱者福祉法公布 都立母子保健院開設 臨床神経学会発足（4・15） 精神身体医学会発足（5・28） 医療金融公庫できる 児童精神医学会発足（11・17）
1961 (昭36)	1・18 アフターケア委員会発足 4・4 東第7病棟火災 8・29 遊び治療委員会発足	国民皆保険が実施される 都立墨東病院開設（墨田＋本所病院）
1962 (昭37)	10・10 松沢病院改築鍬入れ式 12・1 林院長退任・江副勉院長に 　　　広瀬克己副院長に	北療育園開設 山谷福祉センター開設

年	松沢病院	社会・精神医学
1963 (昭38)		日米合同精神医学会開催（5・13-17） 第2回全国精神衛生実態調査（7・1） 東京都優生課を精神衛生課と改称
1964 (昭39)	2・20 新築2病棟（C37・38）開棟 　　　 岡田敬蔵副院長に 4・　 松沢病院で休日鑑定施行開始 4・10「精神衛生法をめぐる諸問題」発行 　　　 （医局病院問題研究会） 5・18 小林厚生大臣病院視察 7・15 サービス棟開棟	ライシャワー米大使刺傷事件（3・24） 米国ケネデイー大統領教書（5・25） 東海道新幹線（東京-大阪）開通 精神衛生法改正論議高まる 東京オリンピック大会開催 東海道新幹線営業開始 米国ベトナム北爆開始
1965 (昭40)	2・13 呉秀三生誕百年記念 　　　 第58回関東精神神経学会開催 　　　 呉先生墓前祭・記念晩餐会 　　　 緊急措置入院制度新設 11・19 東龍太郎知事病院来訪 　　　 ナイトケア開始	理学療法士及作業療法士法公布 全国精神障害者家族連合会結成 精神衛生法改訂（6・30） 通院医療費公費負担制度開始 東京都地方精神医療審議会設置 消防庁に救急指令センター 朝永振一郎ノーベル物理学賞受賞 中国文化大革命はじまる
1966 (昭41)	3・31 松沢病院医師精神衛生鑑定医辞退届 4・8　松沢病院医局，日本精神神経学会 　　　 「呉秀三賞」受賞 　　　 東京都，松沢病院1500床構想提示	東京都立精神衛生センター開設（7月） 青年医師連合国家試験ボイコット 都立大塚・大久保病院神経科外来設置
1967 (昭42)	社会復帰病棟新設 　　　 第2期工事竣工（Cグループ等） 11・30 美濃部都知事病院来訪	美濃部亮吉都知事に（4・15） 自動車運転免許精神診断書義務化（4月） 地域精神医学会設立 中東戦争始まる
1968 (昭43)	11・17 新病棟Dブロック開棟 　　　 内村祐之勲1等瑞宝章叙勲 　　　 松沢病院出身9教授要望書提出（9・15） 　　　 東京都百年記念式典（10・1）	東京大学医学部学生スト始まる（1・27） 全国的に学園紛争・医局紛争激化 川端康成ノーベル文学賞受賞 府中療育センター開設（4月） 都立荏原病院神経科外来開設（10月） 都立豊島病院神経科外来開設（10月） 都立墨東病院神経科外来設置（11月）
1969 (昭44)	リハビリテーション医療科設置 11・7　松沢病院創立90周年記念行事	東大安田講堂事件・封鎖解除（1・19） 朝日新聞ルポ「精神病棟」連載 第66回日本精神神経学会理事会不信任。 　学術発表中止（金沢5・20） アポロ11号月面着陸 東大精神科病棟「自主」管理始まる

年	月日	松沢病院	関連事項
1970 (昭45)		東京都立松沢病院事業概要発刊 （3年で中断）	心身障害者対策基本法公布 都精神衛生職親制度実施（10月）
	10・8	院内喫茶店ポピー開店（中2棟）	精神衛生相談員資格取得講習会開始 万国博覧会（大阪）
1971 (昭46)	7 7・9 7・16	松沢放射線技師定数化 江副勉院長急逝 詫摩武元院長就任 後藤彰夫副院長に A・B病棟一部開棟	精神神経学会で保安処分反対決議 沖縄返還協定調印 都小児精神障害者医療費公費負担事業開始
1972 (昭47)	4・1 9・15 9・16 10・1 11・20	都立松沢高等看護学院開学 詫摩武元院長辞任 岡田敬蔵院長に 市場和男副院長に 都立世田谷リハビリテーションセンター開設 松沢病院九〇年略史稿発行 （精神医療史研究会）	沖縄県日本に返還（5・15） 日中国交回復（6・29） 東京つくし会（家族会）発足 「臨床精神医学」創刊 精神医学神経学古典刊行会発足 東京都神経科学総合研究所開設
1973 (昭48)	6・4 7・1 7・21	病院本館（管理棟）竣工 東京都精神医学総合研究所設立 松沢病院医療相談室開設 旧本館お別れパーティ	江崎玲於奈ノーベル物理学賞受賞 在宅重症心身障害児緊急入所事業開始
1974 (昭49)			佐藤栄作ノーベル平和賞受賞 東京都衛生局休日夜間案内所設置
1975 (昭50)	4・16 12	松沢病院で夜間救急鑑定 （3か月間のみ） 松沢病院デイケア開設 合併症病棟建設着工	東精協指定病院返上の動き（4月） ベトナム戦争終結（4月） 保健所の区移管・精神衛生相談開始 都精神障害者社会復帰促進事業開始 都精神衛生対策委員会発足（8月） 東京都臨床医学総合研究所発足
1976 (昭51)	5 11・1	合併症病棟開設準備委員会設置 松沢病院に東京都精神衛生課 世田谷分室設置（緊急鑑定）	日本精神科看護技術協会発足 （←日精看）
1977 (昭52)	3 6 7・1 7・2 12	身体合併症病棟（E棟）群竣工 内科病棟開設 馬場理一（内科）副院長に 岡田敬蔵院長辞任 市場和男副院長院長代理 結核病棟（E56）開棟	東京都休日夜間救急事業開始

1978 (昭53)	4・1	病院内の精神衛生鑑定室廃止 （梅ケ丘分室開設）	都立墨東病院神経科病室開棟 都立駒込病院神経科外来開設
	6・1	内科・外科病棟開棟（E55）	成田東京国際空港運航開始
	11・16	都時間外精神科救急医療体制発足 都立松沢病院事業概要再刊行	
	11	整形外科常勤医診療開始 初代医長三谷哲夫	
1979 (昭54)	5	都精神衛生対策委員会報告 （身体合併症医療対策整備） てんかん専門外来開始	鈴木俊一東京都知事に 第1回国立大学共通テスト実施 東京サミット
	11・1	秋元波留夫院長就任	
	11・7	病院百年創立式典 記念パーティー 金子嗣郎「精神医療-その新方向」刊行 日本精神医学資料館開設	
1980 (昭55)	4	脳神経外科外来診療開始 初代医長萩原隆二	都立広尾病院に神経科外来開設（7月） 都立神経病院開設（7月）
	4・6	石橋ハヤ女史生誕百年記念祭	在宅障害児巡回療育相談開始
	5	老人専門外来開始	
	6	矢部徹副院長に	
	8	河野保初代内科部長に	
	10	精神医学特集（22巻10号） 「日本精神医学と松沢病院」発行	
	11・18	鈴木俊一知事来院・記念植樹	
1981 (昭56)	3	全身CT撮影装置導入	国連「国際障害者年」採決（4月）
	4・1	東京都精神科患者合併症医療事業開始	精神障害者共同作業所運営費補助開始
	6・28	岡田靖雄「私説松沢病院史」刊行	福井謙一ノーベル化学賞受賞
	10・1	清田健司初代歯科医長に	精神医学総合研究所財団法人に
1982 (昭57)	2	松沢病院運営整備調査会発足	都立広尾病院神経科病室開棟
	4	アルコール症専門外来開始 金子嗣郎「松沢病院外史」刊行 合併症診療棟増改築・本館改修決定	
	12	あゆみ荘（自立訓練棟）発足	
1983 (昭58)	6・1	臨床研修指定病院に指定	保健所で老人精神衛生相談開始
	8	精神科デイケア正式発足	東京ディズニーランド開業
	8・31	秋元波留夫院長退職	大韓航空機撃墜事件
	9・1	加藤伸勝院長に 松沢病院年報復刊（昭57年度版）	

1984 (昭59)	4・1	リハビリテーション科設立 （作業療法科と理学療法科合併）	宇都宮病院事件が社会問題化 精神障害者共同作業所通所助成開始
	4・1	院内ソーシャルクラブ発足（いつか会） 水谷喜彦（病理医）検査科医長に	
	5	青年期外来開始	
	6・1	院内デイケア保険診療認可	
	9	合併症診療棟竣工	
1985 (昭60)		地域精神医療シンポジウム開催 「日米地域精神医療の現状と将来」 全病棟デイルームに公衆電話機設置	科学万博（つくば）開催 中部総合精神衛生センター開設（4月） 北療育医療センター開設 日航ジャンボ機墜落事故（8月） 小規模精神科デイケア補助事業開始（9月） エイズ患者日本で発生 都立墨東病院神経科病棟開設（11月）
1986 (昭61)	5	新合併症診療棟完成 中央手術室完成	チェルノブイリ原発事故 都立医療技術短大開設
	6	放射線科常勤医採用 障害者歯科併設	精神病院入院患者の通院・面会 　ガイドライン通知
	7	新合併症診療棟開棟記念講演会 （順大塩川・医歯大毛受教授）	保健所　酒害相談開始 東大医学部精神医学教室100周年記念・榊俶先生顕彰会開催
1987 (昭62)	2・28	合併症診療棟落成式挙行	アルコール専門病棟整備補助開始
	6・11	斉藤厚生大臣病院視察に来院	精神障害者社会復帰促進事業開始
	8・27	全国自治体協議会精神病院特別　部会 院長医長総婦長合同研修会主催 （東京都迎賓館）	
1988 (昭63)			精神保健法施行（←精神衛生法）
1989 (平元)	10	アルコール精神疾患治療病棟（A15棟） 開棟	昭和天皇崩御（1・7） 東京都保健医療計画策定 エイズ予防法制定 中国天安門広場事件
1990 (平2)	5・19	講堂不審火で全焼	東京都東部地域病院開設
	7・18	加藤伸勝院長退職	イラン・イラク湾岸戦争
	7・19	金子嗣郎院長に	東西ドイツ統一
	8・1	小林暉佳副院長に	衛生局病院管理部→病院事業部に

1991 (平3)	3 4・1 5 7 11 11 12・12	診療放射線科が独立 山崎達二副院長に リハビリテーション施設開設 診療放射線科設置 あゆみ荘（自立訓練棟）新改築 松沢病院公開講座（稗田内医長・沼尾整外医長） 喫茶パイン（院内作業施設）オープン	新宿新都庁舎開庁 東京都地域福祉推進計画策定 地方精神保健審議会社会復帰対策答申 ソビエト連邦崩壊
1992 (平4)	1 7・1 8	都立精神病院運営整備構想 検討委員会発足 木下祐宏（外科）副院長に 患者家族教育プログラム開始 第4回全自病協精神病院部会 院長医長研修会主催	ノーマライゼーション東京プラン策定 グループホーム運営費援助事業開始 都立府中病院神経科病棟開設 　精神科救急開始 多摩総合精神保健センター開設
1993 (平5)	2 6 8・30 10・1	訪問看護開始 屋外作業を自然作業療法チームに統合 C34棟を閉鎖 世田谷国際シンポジウム」開催 （WFMH世界会議ポストコングレス） 仕事相談室（リハ棟内）開設 検査科生化学自動分析装置導入 超音波診断装置導入	都立大久保病院神経科外来開設 多摩南部地域病院開設 世界精神保健連盟世界会議（幕張）開催 東京都保健情報センター開設 障害者基本法施行
1994 (平6)	7・31 8・27 10・1	金子嗣郎院長退職 山崎達二院長代理に 木下祐宏副院長逝去 風祭元院長に 岩淵正之（外科）副院長に	都立荏原病院神経科病棟開設 地域保健法公布 大江健三郎ノーベル文学賞受賞
1995 (平7)	3・28 4・1 4 7	全患者適時適温給食開始 藤森英之副院長に 訪問看護室定員化 浦野シマ「写真と年表に見る東京 都立松沢病院100年史」刊行	阪神淡路大震災（1・17） 地下鉄サリン事件（3・20） 青島幸男東京都知事に（4・9） 　（世界都市博覧会中止の決定） 精神保健福祉法施行（7・1） 精神障害者保健福祉手帳制度開始
1996 (平8)	3 7・6 7・13 11 12・26	浦野シマ編著「石橋ハヤ女史の軌跡」刊行 第46回東京精神医学会主催 第3回精神科救急医療研究会主催 岩淵正之・江畑敬介編著「精神障害者に 対する身体合併症診療の実際」刊行 青島幸男知事松沢病院視察	病原性大腸菌O-157全国に発生 東京都衛生局50周年記念式典 ペルー日本大使館公邸占拠事件起る

年	月日	事項	社会事項
1997 (平9)	1・27	松沢病院病棟等改築検討委員会 　　（病院事業部内）第1回開催	神戸児童連続殺傷事件 香港中国に返還（7月）
	3	第26回都立病院外科研究会主催	精神保健福祉士法成立（12月）
	6・30	病院内稲荷社鳥居老朽化の為撤去	
	7・16	堀田直樹副院長に	
	9・30	内村祐之生誕100周年記念座談会 　　（臨床精神医学誌26巻12号）	
	11・7	内村祐之生誕100周年記念講演会 　　（病院創立記念日，秋元波留夫）	
	12・22	東京都精神保健福祉検討委員会 　　報告書衛生局長に提出	
1998 (平10)	3・3	世田谷消防署と合同消防大演習 　　（風祭院長一日署長）	長野冬季オリンピック開催 東京都立保健大学開学
	4・28	看護部エキスパートコース開始	第1回東京都精神科救急対策委員会 世田谷さくら会創立30周年記念会
	8・31	松沢病院改築検討委員会（衛生局）	
	9・18	堀田直樹副院長逝去	
	12・14	松沢病院改築委員会報告書提出	
1999 (平11)	4・1	坂口正道副院長に	石原慎太郎都知事に（4月）
	5・29	第95回日本精神神経学会総会で 　　風祭院長「松沢病院120年」特別講演	墨東病院新病棟開設（6月） 豊島病院神経科病棟開棟（7月） 　精神科救急開始（10月）
	11・5	創立120年記念シンポジウム 　　同上記念祝賀会 　　松沢稲荷社鳥居再建立	荻野忠東京都衛生局技監に 日精協「精神科病院倫理綱領」制定 陳茂棠「精神病院伝道五十年を過ぎて」
	12・1	病院栄養科仮建築落成・移転	発刊（非売品）
2000 (平12)	1・24	都立病院テーマ別改善運動発表会 　　松沢病院E51棟最優秀賞受賞	
	3・2	第20回日本社会精神医学会主催	
	8・1	鳥屋城男（外科）副院長に	

2. 松沢病院120年の歩み—概説

風祭 元

1. はじめに

　東京都立松沢病院の前身である東京府癲狂院は明治12年（西暦1879年）に設立されて業務を開始したので，平成11年（西暦1999年）はちょうど120年目に当たる。松沢病院は創立以来，わが国の公立単科大精神病院として精神医学・医療の中心であった。この機会に創立以来の松沢病院のあゆみをわが国の精神医学の歴史との関連での中で回顧し，概観してみたい。

　これまでも，松沢病院の歴史についてはそれぞれの時代に多くの人たちによってすでにさまざまな形で述べられてきた。ここでは現職の病院長の立場から精神医療の歴史を中心にして述べるが，この他に，看護者の立場，患者の眼から見た歴史や，社会史の一側面としての歴史もあり得ると思う。さまざまな立場から松沢病院の歴史が研究され，今後の精神科医療の適正な発展のための示唆になることを願う。表1に，東京府癲狂院設立から現在に至る松沢病院の歴史の概要を簡潔に示した。

表1　東京都立松沢病院の歴史の概要

1879	（明12）	東京府癲狂院(上野・養育院内)
1881	（明14）	東京府癲狂院(本郷東片町)
1886	（明19）	東京府癲狂院(巣鴨駕籠町)
1889	（明22）	東京府巣鴨病院
1919	（大8）	東京府立松澤病院(府下松沢村)
1943	（昭18）	東京都立松澤病院
1999	（平11）	創立120年・松沢移転80年

2. 東京府（仮設）癲狂院設立の頃

　江戸時代まではわが国では精神障害の患者は漢方薬や鍼灸・滝水などによって治療されていた。参籠や瀧治療のために精神障害者の集まる寺院など（有名なのは京都岩倉の大雲寺など）はあったが，多数の精神病患者をまとめて隔離拘禁するような施設はなかった。しかし，江戸時代の末期には，全国にいくつかの小規模の収容施設（大阪の石丸癲狂院，江戸の小松川狂疾治療所など）が作られた。また，精神障害者を含めていわゆる無宿の浮浪者や行路病者に対する一種の救貧施設として，江戸の浅草に町会所が設けられた。明治維新になって江戸は東京となり，日本

の首府となった，廃藩置県や内戦のため，無宿人や行路病者が急増した．近代の都市問題の始まりである．東京府は従来の町会所に代わって営繕会議所を設けた．明治5年に営繕会議所の附属機関として「養育院」が本郷に発足し，240名の浮浪者が収容されたという．翌年の明治6年に養育院は上野護国院の跡地に移転し，明治7年に養育院の中に「狂人室」が5室設置された．また，この年に芝愛宕下に東京府病院が設立された．明治12年に養育院の収容者は120名に達し，身体疾患の重症者は東京府病院に移されたが，精神病患者（当時は瘋癲人といわれていた）が68名おり，府病院には収容出来なかった．間もなく養育院は神田に移転したので，残された精神病患者を収容するために，同年10月に狂人室7棟，看護人室2棟，詰所などをもって，（仮設）東京癲狂院が正式に発足した．当時の患者は約60名，手錠・足枷付きで不潔な状態で拘禁され，救助人と呼ばれた男子看護人7～8名が3食を給するのみの状態であったという．

東京府病院長の長谷川泰が初代院長を兼任した．当時の病棟配置図が，呉秀三「我邦ニ於ケル精神病ニ関スル最近ノ施設，1907」に掲載されているが，各室に便所のついた独房が並んでいる構造であった．

明治12年に中井常次郎が2代目院長となり癲狂院は本郷東片町に新築移転した．敷地は3万坪，定員は150名であった．中井院長ははじめて女性の看護者を採用し，相部屋を作り，運動場や庭園を作って患者の慰安を図ったという．

当時の疾病分類は，表2に示すような簡単な状態像分類であったが，これは神戸文哉が明治9年に翻訳出版した英国のMaudsleyの教科書「精神病約説」の7つの症候分類（鬱憂狂，癖狂，癲狂，徳行狂，失神，痴呆，全身麻痺－ただし用語の概念は今日とは異なり，たとえば失神は今日の痴呆，痴呆は精神遅滞のこと）に準じたものといわれている．

表2　東京府癲狂院開設時の疾病分類

躁狂	Manie
鬱狂	Melancholie
偏狂	Paranoia
痴狂	Idiotie

3．榊俶と東京府巣鴨病院

明治政府は，東京大学の卒業生を欧州に留学させて医学の各分科の習得にあたらせた．精神病学担当として選ばれたのが，榊俶（さかきはじめ）である．榊は明治15年に文部省から精神病学研修のため留学を命じられ，約3年間，ベルリンのWestphalの下で精神病学，神経病学，脳解剖学，裁判医学などを学び，明治19年10月に帰国した．榊はただちに帝国大学医科大学精神病学講座担当教授に任じられ，学生に講義を開始したが，当時は帝国大学医科大学には精神科の病室がなかったので，榊は東京府と協議して，府癲狂院の患者を学生の臨床講義に供覧する代わりに，府癲狂院の医療を医科大学で担当することにし，榊が府癲狂院の医長（当時は事務長と医長

の二頭制）を兼任し，帝国大学医科大学精神病学教室は癲狂院に置かれることになった。学生は府癲狂院で臨床講義を受けた。癲狂院は明治19年6月に再度小石川駕籠町に移転した。榊は明治22年に「癲狂院」の名を「東京府巣鴨病院」と改めた。榊はわが国で西洋の精神医学を修めた最初の精神科専門医として，病院医療の整備，患者統計の整備，各種の臨床研究などの各面でわが国の精神病學の基礎を作った。癲狂院－巣鴨病院の診断分類は少しずつ時代によって変わっているが，榊医長時代には，表3に示すような，Kraft-Ebingに倣った新しい診断分類が導入され用いられた。

表3　榊院長時代の東京府癲狂院の疾病分類

鬱狂	Melancholie
躁狂	Manie
錯迷狂	Paranoia
癲癇狂	Geiststörung mit Epilepsie
ヒステリ狂	Geiststörung mit Hysterie
麻痺狂	Dementia Paralytika
続発狂	Sekundäre Geiststörung
酒精中毒	Alkoholismus
白痴	Idiotie, Imbezilität

4．相馬事件と精神病者監護法

　明治維新の初期にはわが国では近代国家としての各種の法制度が不備であり，精神病患者の取扱いについての全国的な法規はなく，道府県の警察のレベルで監置の規則があるのみであった。明治13年に（旧）刑法が制定され，明治22年に大日本帝国憲法が発布された。精神病者については，明治11年の警視庁令第3号では「瘋癲人監護のためやむを得ず私宅において鎖錮せんとするものは事由を詳記し親族連印の上医師の診断書を添え所轄警視分署へ願い出て認許を受けるべし」といった布告が出されていた。相馬事件とは，明治10年頃，旧藩主で華族の相馬家の当主が精神異常状態になり，家族と家令らが困って自宅に監置したり精神病院に入院させたりしたが，旧家臣が「これは主君を狂人扱いにしたお家相続をはかる陰謀だ」と主張して，不法監禁の罪で家令らを訴え，さらにはマスコミを動員して自己の主張を喧伝したお家騒動で，結局は患者は病死し，訴えを起こしたおそらくはパラノイアと思われる家臣が誣告罪で禁固刑に処せられて事件は一応解決したが，この一連の騒動によって，当時のわが国には精神病者の処遇に関する法律がないことが明らかになり，後の精神病者監護法成立の契機になった。相馬事件の概要を表4に記した。

表4　相馬事件の概要

明治10年頃	相馬中村藩主精神病発病 (?)
12年	症状悪化，監禁願→座敷牢
16年	錦織剛清(旧臣)が私擅監禁告発
17年	加藤瘋癲病院→東京府癲狂院入院
	病症鑑定「狂躁発作を有するうつ憂病」
19年	癲狂院再入院→錦織が奪還
	榊鑑定「時発性躁暴狂」監禁不可
	錦織「相馬家紛擾之顛末」投書
	錦織：家宅侵入罪で重禁固1か月
25年2月	患者死亡 (39歳，糖尿病？)
26年	相馬家側⟷錦織の間で訴訟合戦
28年3月	錦織剛清：誣告罪・重禁固4年

　榊俶は明治29年頃から健康上の不調を訴え，明治30年に食道癌で死亡した。そのため，当時の助教授であった呉秀三が精神病学修学のために文部省の命で欧州に留学することになり，榊の後任には医科大学法医学教授の片山国嘉が精神病学講座をも担当し，巣鴨病院医長を兼任した。当時は，衛生學，法医学，精神病学は国家医学と総称され，片山も留学中に精神病學を学習していたからである。明治33年に，わが国で初の精神病患者に対する処遇の原則を定めた「精神病者監護法」が公布・施行された。精神病者監護法の概要を表5に示したが，この法案は最初は「瘋癲人監護法」の名称で，内務省衛生局で立案が行われ，片山国嘉が中央衛生会の臨時委員に任命されて専門家として関与した。この法律は全文20条からなり，精神病者の監禁と取締まりの規定で，警察に届け出の上での患者の私宅監置を容認し，家族に費用の支払いを含めて監護の義務を課したものである。

表5　精神病者監護法の概要

第1条：精神病者は後見人が監護の義務を負う
第2条：監護義務者のみ精神病者を監置
第3条：監置の際は行政庁に届け出，許可
第8条：急迫の事情あるときの行政庁による監置
第9条：私宅監置室・公私立精神病院の許可・管理
第10条：費用は被監護者(保護義務者)の負担
第11条：行政庁による医師の検診または管理の臨検
第12条～20条：不服の訴願・罰則規定

　この時代には，わが国には精神病院は大都市を中心に少数しかなく，設立されても経営不振や失火などで廃院するものが多かった。表6に当時の全国の精神病院を示した。また，東京府巣鴨病院や東京帝国大学医科大学精神病学教室と関連の深い，東京府下に明治時代に設立された私立精神病院を表7に示した。

表6　精神病者監護法時代の精神病院

公　立		私　立	
明治8年	京都府癲狂院	明治11年	加藤瘋癲病院
	→明治15年廃止	明治12年	癲狂院
明治11年	函館病院瘋癲病室	明治15年	京都癲狂院
明治12年	東京府癲狂院	明治15年	木瓜原病院
		明治19年	大阪癲狂院
		明治23年	東京養心院
		明治24年	船岡癲狂院
(明治7年	東京衛戍病院	明治25年	私立大阪癲狂院
	精神科病室)	明治32年	東京脳病院
		明治32年	戸山脳病院

表7　明治時代の東京地方の私立精神病院(括弧内はその後の名称)

明治11年	加藤瘋癲病院	明治34年	保養院
明治12年	私立癲狂院(根岸)	明治36年	帝国脳病院(青山)
明治13年	小松川(加命堂)	明治41年	音羽養生所(小金井)
明治31年	東京脳病院(田端)	明治41年	大久保脳病院(山田)
明治32年	戸山脳病院	明治42年	佐野神経科
明治34年	王子脳病院(小峯)	明治43年	東京脳脊髄病院(土田)

　なお，この他に当時新開地であった北海道には公立の精神病者監置病室がいくつかあり，また，各地の陸軍病院（衛戍病院）には精神病室が設置されていたが，いずれ一時的な監置施設であったようである。

5．呉秀三の帰国と精神病学・医療への貢献

　明治30年7月から欧州に留学していた呉秀三は，明治34年10月に帰国し，東京帝国大学医科大学精神病学講座主任教授に任命され，東京府巣鴨病院医長を嘱託された。彼はそれ以来，大正14年まで約25年間にわたり，この両職にあり（巣鴨病院は後に院長，大正8年から松澤病院長），わが国の精神医学と医療の実質的な基礎を築いた。呉の業績は数えて行くときりがないが，主なものをあげると表8のようになる。

表8　呉秀三の精神科医としての主な業績

1．巣鴨病院における医療の改革と整備
　　　無拘束治療・作業治療
　　　病院規則の整備・看護者教育
2．日本精神医学の基礎の確立
　　　近代欧州精神医学の導入
　　　精神医学・神経学研究
　　　精神医学教育(教科書・医師養成)
3．精神障害者の実態調査
　　　「精神病者ノ私宅監置ノ実況及ビ其統計的観察」
4．日本神経学会と精神病者慈善救治会の設立
5．府立松澤病院の建設

① 巣鴨病院における医療の改革

呉は医長に就任早々これまで使用していた拘束具の使用を禁止し，狂躁室を改造して通常病室を作った。患者の構内運動や作業治療を始め，外来診療を開始した。病院の制度面では明治37年にそれまでの医長・事務長制を院長制に改め，病院規則や看護人養成規則を制定するなどの改革を矢継ぎ早に行った。

② 近代精神医学のわが国への導入と確立

呉は彼が学んだ当時のドイツの最新の精神医学であったクレペリンの記述精神医学をわが国に導入し，また，わが国における最初の本格的な精神病学の教科書「精神病学集要」を著した。さらに，巣鴨病院の疾患統計の分類にクレペリンの疾患分類体系を取り入れて早発性痴呆の病名を導入した（表9）。

③ 「精神病者の私宅監置の実況及其統計的観察」

呉は大正2年から7年にかけて，東京帝国大学医科大学精神病学教室の教室員を全国各地に派遣して精神病者の処遇の実態を調査し，この結果を大正7年に，樫田五郎と連名で，「精神病者私宅監置ノ実況及其統計的観察」と題した報告書を内務省に提出した。この報告書はわが国における精神病に関する最初の疫学的調査で，推定される全国の精神病患者数に比して，入院中と私宅監置中の患者を合わせても約1万人前後で治療施設が大幅に不足していることが明らかになり，後の精神病院法制定に理論的根拠を与えた。

④ 日本神経学会，精神病者慈善救治会の設立

呉秀三は帝国大学医科大学内科教授の三浦謹之助と共に明治35年に日本神経学会（日本精神神経学会の前身）を創立し，また，同じ年に，精神病者慈善救治会（その後さまざまな経過を辿ったが，日本精神衛生会の前身）を設立した。

⑤ 松澤病院の建設と移転（後述する）

表9　呉院長時代の巣鴨病院の疾病分類
（1902年頃。後に狂の字は改められた）

白　　痴	臓　躁　狂
変　質　狂	癲　癇　狂
鬱　　　狂	舞　踏　病　狂
躁　鬱　狂	中　酒　狂
早　発　痴　狂	麻　痺　狂
妄　覚　狂	莫　比　狂
偏　執　狂	老　耄　狂
精　神　衰　弱　狂	

6．精神病院法の成立

当時の全国の精神病患者で入院治療を要するものは約15万人と推定されていたが，呉の調査で

は自宅監置を含めて約1万人が「収容」されているのみであり、政府は「病院を建設して患者を救護し、犯罪や事故の危険を防止する」必要を感じたようである。大正8年に法律第25号として「精神病院法」が成立施行された。精神病院法の抜粋を表10に示したが、法律は8条からなる短いもので、第1条に「主務大臣は道府県に対し精神病院の設置を命ずることを得」とあるのが画期的で重要であった。しかし、第7条に規定された「代用病院」の規定によって第1条は骨抜きにされ、道府県立精神病院の設置は遅々として進まなかった。

わが国の精神病院・病床の年次推移を表11に、また、第二次世界大戦開始時までの道府県立精神病院の設置状況を表12に示した。

当時のわが国の状況を振り返ってみると、大正8年に第1次世界大戦が始って日本は青島に出兵し、大正8年にはシベリアに出兵、大戦終結後は全国的な米騒動が起こり、大正12年に関東大震災があり、震災恐慌が続くなど、経済的不景気の中で帝国主義的な富国強兵の道を辿っており、精神病患者の医療などは後回しにされる時代であったといえる。

表10 精神病院法の概要

第1条：道府県に精神病院の設置を命ずることができる
第2条：地方長官は次の精神病者を精神病院に入院させる
　　　○市町村長の監護する精神病者
　　　○司法官庁が危険の虞ありと認める犯罪精神病者
　　　○療養の途なきもの
　　　入院に際しては医師の診察が必要
第3条：国庫は第1条により設置する精神病院の経費の
　　　　6分の1乃至2分の1を補助
第5条：入院費の徴収。入院者または扶養義務者
第7条：公私立精神病院を代用精神病院として指定

表11 我が国の精神病院と精神病床数の推移
（大正14年から平成7年まで）

年	精神病院数	精神病床数	入院患者数
1925（大正14）	-	-	2,356
1930（昭和5）	91	11,080	9,257
1935（昭和10）	143	18,981	15,381
1940（昭和15）	163	23,555	19,506
1945（昭和20）	32	3,995	-
1950（昭和25）	133	17,676	16,982
1955（昭和30）	260	44,250	-
1960（昭和35）	506	95,067	-
1965（昭和40）	1,068	164,027	177,170
1970（昭和45）	1,364	242,022	253,433
1975（昭和50）	1,454	275,468	281,127
1980（昭和55）	1,521	304,469	311,584
1985（昭和60）	1,604	333,570	339,989
1990（平成2）	1,665	358,251	348,859
1995（平成7）	1,671	362,180	340,785

表12　太平洋戦争以前の公立精神病院の設置

年	病院名
1879	東京府癲狂院（巣鴨⇒松沢）
1924	鹿児島保養院（姶良病院）
1926	大阪府立中宮病院
1929	神奈川県立芹香院
1931	筑紫保養院⇒福岡県立太宰府病院
1932	愛知県立城山病院
1932	札幌市立病院静療院
1937	兵庫県立病院光風寮

北海道市立（函館、根室、室蘭、釧路、旭川、小樽）

7．巣鴨病院から松澤病院への移転

呉院長は、巣鴨病院で精神病者の入院治療を進めるために巣鴨病院を拡張しようとしたが、巣鴨病院のあった小石川駕籠町は市街地の中心に近く拡張は不可能であった。当時の患者の作業療法は園芸・農耕・畜産など屋外の自然作業が主であったが、巣鴨病院の敷地はこのためにも不適当であった。そこで呉院長は巣鴨病院の郊外への移転を計画し、時の東京都知事井上智和に対し、患者1000名を収容治療するために約10万坪の敷地の精神病院を東京郊外に新設する意見を具申した。

東京府はこの上申に基づいて郊外の土地を物色し、当時の東京府荏原郡松澤村の土地が最適とする意見書が大正6年3月にに提出されて、同年11月に病院移転案が府議会を通過した。呉秀三の構想にしたがって約6万坪の土地に、当時の欧州の精神病院の最新の建築方式であった「分棟式 pavillion system」に範を取った平家の病棟が整然と配列された病院が建設された。その構想はすでに「精神病学集要」の中に述べられているが、各病棟はロの字型で、閉鎖病棟でも中庭に自由に出られ、保護病棟の廊下を広くし、病院全体の垣根を生け垣としたことなど、随処に新しい構想が盛られていた。

大正8年11月7日に、巣鴨病院の入院患者約700名が1日で移転し、東京府巣鴨病院は東京府立松澤病院となった。それまで東京帝国大学の精神病学教室は巣鴨病院に置かれていたが、松澤への移転計画が進められると共に、大正5年に本郷の東京帝国大学医科大学附属病院の構内に精神科の小さな木造の外来診療所と7床の病室が建てられ、長い間かかって精神科の教授室、研究室、医局、病棟などができた。しかし東京帝国大学医学部の精神病学講座の教授が松澤病院の院長を兼ねることは昭和24年まで続いた。

8．大正から昭和初期の松澤病院

呉院長は、松澤病院移転後に屋外における患者の作業療法を熱心に推奨した。医員の加藤普佐次郎は看護士の前田則三らの協力のもとに患者と共に病院の一隅に築山と池を作る作業に取り組み、途中で関東大震災による若干の遅延はあったが、大正14年に、現在「将軍池」「加藤山」と

呼ばれている築山と池を完成させた。

　大正15年に呉秀三は定年制により退職し，東京帝大教授の後任の三宅鑛一が院長に就任した。

　この時代は呉がわが国に導入したクレペリンの「早発性痴呆」の概念が臨床で受け入れられ，精神疾患の大部分を占めた早発性痴呆についての治療的悲観主義が精神医学界には定着していたが，一方で新しい身体的治療法が導入されて治療に希望の光が見いだされて来た時代でもあった。麻痺性痴呆に対するマラリア熱療法やうつ病に対する持続睡眠療法が大正末期から昭和にかけて導入された。精神疾患の大部分は麻痺性痴呆のような脳疾患であると当時の精神医学者は考えていたので，病気の本態を究明するために，神経病理学を中心とした生物学的研究が活発に行われた。東京帝国大学と松澤病院とは距離的に遠くなったので，昭和2年に初めて橋健行が専任の松澤病院の副院長となり，勤務する医師も東京帝大の精神病学教室と松澤病院の両方に次第に分かれるようになった。

9．太平洋戦争前後の松澤病院

　昭和11年（1939）に三宅鑛一の定年退職により，北海道帝国大学教授の内村祐之が東京帝大教授となり，松澤病院長を兼任した。

　内村の就任する以前の約30年間は，当時の日本の精神医学が範とした欧州の臨床精神医学の黄金時代であり，ブロイラーの「精神分裂病群」の提唱（明治44年），ヤスパースの「精神病理学総論」の初版の刊行（大正2年）クレッチマーの「体格と性格」の発表（大正10年）などがあり，この集大成としてブムケ編の「精神病学ハンドブーフ」が刊行された（昭和7年）。内村はこれらのハイデルベルクを中心とした新しい精神病理学を積極的に松澤病院に導入し，早発性痴呆の病名を精神分裂病に改めた。表13は内村就任後の松澤病院の診断統計分類である。

表13　内村院長就任後の診断名

外傷性精神病	精神分裂病
中毒性精神病	躁鬱病
内分泌性精神病	偏執病
伝染病性精神病	ひすてりー性精神病
脳病性精神病	心因性精神病
黴毒性精神病	強迫性精神病
麻痺性痴呆	変質性精神病
動脈硬化性精神病	精神発育制止
退行期精神病	

　しかし，昭和6年の満州事変，昭和12年の日支事変に始まるわが国の軍国主義の流れは精神病患者の医療の流れを完全に停滞させた。全国に国公立の結核療養所が続々と新設されたのに対して，精神病院法に規定された道府県立精神病院の建設は遅々として進まなかった。表12は昭和15

年までの官公立精神病院の設置状況で，陸軍の療養所を除くと公立病院の設置はわずか8府県に過ぎなかった。

　昭和12年に日支事変が始まってから，松澤病院の若い医師や看護人は次々に出征し，食糧，衣料，燃料などが不足し，入院患者の生活の維持が困難となってきた。表14は昭和10年代から20年代にかけての松沢病院の入院患者死亡数の推移を示しているが，多くの患者が栄養失調や感染症によって死亡した。

表14　太平洋戦争前後の松澤病院患者死亡数

	年間在籍数	死亡数（死亡率）	
昭和11	1322	73（ 5.5）	
12	1369	76（ 5.6）	←日支
13	1439	122（ 8.5）	
14	1457	182（12.5）	
15	1611	352（21.9）	
16	1477	260（17.6）	←開戦
17	1322	176（13.3）	
18	1277	174（13.6）	
19	1340	418（31.2）	
20	1169	478（40.9）	←終戦
21	849	173（21.0）	
〜	〜	〜	
23	1207	61（ 5.1）	
〜	〜	〜	
26	1398	82（ 5.9）	

　昭和18年に東京都制が施行されて，病院は「東京都立松澤病院」の名称となった。

　昭和19年前後から戦争によって生活物資の不足は深刻になり，若年の勤務者は出征して全国の精神病院の廃院があいついだ。昭和20年に入って都市部の空襲による戦災により市中の精神病者が増加したので，東京都はその対策として梅ヶ丘にあった私立の青山脳病院を昭和20年4月に買収して松澤病院の分院とし，松澤病院副院長の村松常雄を分院長に任命したが，同年5月25日の米軍の空襲で梅ヶ丘分院は大半が焼失してしまった。この空襲で松澤病院も一部の病棟や看護人宿舎が被害を受けたが，幸いに松澤病院の大部分の建物は焼失を免れ，その年の8月15日に太平洋戦争は終結した。

　終戦後の数年間は，わが国全体の混乱時代であった。この時代に松澤病院の生活と医療を辛うじて維持し，終戦後の農地改革の動きの中で病院内の田畑を守った内村祐之院長をはじめとする病院職員の功績はきわめて大きかったといってよい。

　戦後は医師や看護人も復員し，若い職員も加わって病院の活動は徐々に復興してきた。看護者の勤務も3交代制にあらためられた。しかし，国家公務員法の規定によって都立病院長と国立大学である東大教授の兼務は出来なくなって，昭和24年に内村祐之は院長を辞任し，林暲が専任の

院長に就任した。

10. 戦後の復興と精神衛生法

　戦時中は精神衛生関係の団体は「精神厚生会」に統合されていた。昭和24年に結成された日本精神病院協会と林が会長をしていた精神厚生会が主となって，従来の精神病者監護法と精神病院法に代わる精神病患者のための法案が検討され，昭和25年に「精神衛生法」が国会に提出・可決された。表15は精神衛生法の要旨であるが，明治以来行われてきた患者の私宅監置が禁止され，措置入院，精神衛生鑑定医などの新しい制度が規定された。精神衛生法で，都道府県は精神病院を設置しなければならないと規定されたが，旧精神病院法の代用病院の項と同じく，私立病院を「指定病院」として代用する条項が設けられていた。この法律の流れに沿って，昭和20年代から30年代にかけて国公立精神病院の設立が表16に示すようにあいついだ。

表15　精神衛生法の要旨

1974	総則，国・地方公共団体の義務，精神障害
1975	都道府県立精神病院，指定病院，国の補助
	精神衛生相談所，国の補助と政令への委任
1976	精神衛生審議会
1977	精神衛生鑑定医
1978	医療及び保護
	保護義務者，診察・保護申請（通報）
	措置入院，同意入院，訪問指導

表16　昭和20年-30年代に設立された国公立精神病院

昭20	梅ヶ丘(東京)　洛南(京都)　善通寺(香川)
昭21	岡山(岡山)
昭22	久里浜(神奈川)　松籟荘(奈良)
昭23	丸亀(香川)
昭25	友部(茨城)　福井(福井)　高茶屋(三重)
昭27	鶴岡(山形)　五陵(和歌山)　冨養園(宮崎)
	青森(青森)　若松(福島)
昭28	静和荘(山口)　東浦(長崎)　花巻(岩手)
昭29	緑ヶ丘・向陽ヶ丘(北海道)　玉諸(山梨)
	小川再生院(熊本)
昭30	南光(岩手)　矢吹(福島)　悠久荘(新潟)
昭31	駒ヶ根(長野)　養心荘(静岡)　芸陽(高知)
	市立紀南(和歌山)
昭32	名取(宮城)　八戸(青森)
昭33	佐波(群馬)
昭34	岡本台(栃木)
昭36	公立上下湯ヶ丘(広島)
昭38	せりがや(神奈川)　小諸(長野)

（アンダーラインは国立病院）

表17　精神障害者実態調査（厚生省：1954）

	推定患者数	要施設収容*
精 神 病	45万人	21万人
精 神 薄 弱	58万人	13万人
そ の 他	27万人	7万人
総　　　数	130万人	41万人

＊現在入院中の約4万人を除く

　一方，昭和29年に厚生省によって，わが国で始めての全国精神障害者実態調査が行われた。この調査は，現在から考えると患者の人権保護などの面で方法的に問題はあったが，この調査によって，表17に示すように，全国の精神障害者の概数（中度・重度精神薄弱者を含む）はおよそ130万名，施設に収容が必要と考えられるものは約41万名（うち狭義の精神病者は約21万名）と推定されたが，当時のわが国の精神病床は約3万5千床で絶対的に不足していることが明らかになった。

　この対策として非営利法人立民間病院への国庫補助がはかられて，民間立指定精神病院の整備拡充がすすめられ，昭和35年の医療金融公の設立がこの傾向に拍車をかけた。

　松沢病院では，復員したり，新しく就職した熱心な精神科医によって，患者に対する医療と，神経化学，神経病理学，精神病理学，司法精神医学などの研究活動が活発に行われるようになった。昭和30年代に入って向精神薬の導入や生活療法，作業治療とあいまって，病院の医療はより活性化の方向に向かった。全国の大学医学部・医科大学の精神医学教室と精神科病室が設置されるに伴って，松沢病院から，臺弘（群馬大），猪瀬正（横浜市大），西丸四方（信州大），新井尚賢（東邦大），広瀬貞雄（日本医大），立津政順（熊本大）横井晋（群馬大），中田修（東京医歯大），加藤伸勝（京都府立医大）などの精神科関連の教授が輩出した。

　一方で，大正8年に新築された木造の病棟は老朽化が目立ってきたので，昭和30年代に入って病院改築の計画が立てられるようになった。この時期に地元の一部住民から松沢病院の移転陳情書が都議会に提出されることなどもあったが，病院の医局では「病院問題研究会」を作って地域における病院のあり方を真剣に検討模索し，病院が一丸となって移転に反対し，昭和34年に松沢病院は現在地に改築されることが東京都で正式に決定した。

　昭和35年頃から低層の分棟式の病棟建築の基本方針が決められた。昭和38年には最初の新病棟（2階建，現C31～34棟，畳と障子の病室であったが，アーチ状のバルコニーがあり，当時としてはモダンな病棟）が新築された。なお，終戦後の病院の復興を支えた林暲院長が昭和37年に定年退職し，江副勉が院長となった。

11. 精神医療界の混乱時代の松沢病院

　昭和39年にアメリカ駐日大使のライシャワー氏が精神障害の青年により刺傷を受けるという事

件が発生し，政府は精神衛生法の社会防衛的側面を強化する方向の改訂を意図したが，これに対して松沢病院医局は烏山病院医局や日本精神神経学会（秋元波留夫理事長）などと共に反対運動の中核となってその方向への改訂阻止のため大きな役割を果たし，昭和41年に精神神経学会から呉秀三賞を受けた。

　しかし一方，病院の外では精神医療の状況が大きく変化しつつあった。戦前に約2万床あった精神病床は，表11に示したように昭和40年には約16万床（精神病院1068）となり，しかもその大部分は当時は医療環境のあまり良くない民間立精神病院であった。この時期にそれまでわが国の精神医学医療のセンターとして機能してきた松沢病院がこのような変化に対し，公立病院としてのアイデンティティ確立のための苦悩が始まったと考えられる。昭和37年に江副勉が第9代院長に就任したが，この頃は，民間立精神病院では「作業療法」と称して入院患者を病院の作業などに使役することが行われ，一方では作業療法を社会保険診療報酬として設定し，作業療法のための人員を確保しようとする動きがあって賛否両論があり，松沢病院医局では作業療法点数化反対の意向が強かった。また，精神衛生法に規定された措置入院の鑑定業務は初めは都の精神衛生課（当初は優生課），同梅が丘分室で行い，松沢病院を含めた都内の指定病院に入院させていた。昭和40年頃から夜間休日の鑑定は松沢病院の当直医が行っていたが，これに対して松沢病院勤務の全精神鑑定医が辞退届を提出するなど，さまざまな経緯があって松沢病院，東京都精神病院協会，東京都精神衛生課との間で議論が沸騰し，さらに当時全国的に起こった大学医学部紛争や精神神経学会の混乱もこれに重なった。

　昭和46年に江副勉院長が急逝し，詫摩武元，岡田敬蔵が引き続いて院長となった。病棟の改築はこの間も続けられ，昭和40年代には大部分が完成していた。

　昭和42年4月に東京都知事は美濃部亮吉になり，いわゆる革新都政が発足した。昭和43年に松沢出身9教授による東京都の精神衛生行政についての都知事への要望書，東京精神病院協会からの要望書などが提出され，これらの経過を経て昭和47年には東京都立世田谷リハビテーションセンターが，昭和48年には東京都立精神医学総合研究所がそれぞれ松沢病院構内の敷地に開設され，松沢病院の持っていた社会復帰支援機能，研究機能が発展的に移管されることになった。

　その後，当時の精神衛生法29条の2に規定された精神科緊急鑑定を時間外に実施する必要を認めた東京都は，昭和51年11月に松沢病院の構内に精神衛生課世田谷分室の建物を新設したが，当時の松沢病院精神科医局では，行政処分である精神科緊急鑑定を病院内で行うのは地域医療の主旨に反するなどの理由で反対が多く，世田谷分室は一時閉鎖されるなどさまざまな紆余曲折があった。昭和52年7月に岡田敬蔵院長は辞任し，以後2年半にわたって病院長が不在という異例な事態となった。

　時間外精神科診療問題については，その後あらためて東京都精神衛生対策委員会で審議検討が行われ，昭和53年11月に現行の東京都夜間休日精神科救急医療体制が発足した。これは東京都を区部東部，区部西部，多摩地区の3ブロックに分け，松沢病院は第2ブロックの時間外救急を担

当するというものであった。しかし，この事業への協力や運営をめぐって松沢病院の医局内の混乱がしばらく続いた。その少し以前の昭和52年3月に精神障害者身体合併症病棟が竣工した4月には開棟され，内科，外科，整形外科，脳神経外科などの診療が順次開始された。この時期は，松沢病院が都立病院としてのアイデンティティ確立のための苦悩の時期であったといえる。

　昭和54年（1979）は，明治12年に東京府癲狂院が開設されてから100年目に当たる記念すべき年であったが，院長は依然として不在のままであった。市場和男副院長，金子嗣郎，小林暉佳らによって100周年記念行事が計画された。同年11月1日に，秋元波留夫（元東大教授，前武蔵療養所長）が非常勤の院長として発令され，11月7日の創立記念日に創立100周年の記念式典，記念シンポジウム，祝賀会などが盛大に行われた。また，雑誌「精神医学」は22巻10号に「日本精神医学と松沢病院」と題した特集を組み，松沢病院100年間の歴史と活動の歩みを総括した多くの論文を掲載した。

　秋元院長の要請によって，東京都は島薗安雄氏を会長とする「東京都立松沢病院運営整備調査会」を設け，この答申に基いて病院管理棟の改築と，外来・手術・検査などの施設含む合併症診療棟の建設が計画され，昭和62年に開設披露が行われた。身体診療各科の合併症入院病棟も順次開棟された。

　また，平成2年に，リハビリテーション棟，体育館，プールなどが完成し，昭和30年代からの改築計画は一応完成した。なお院長には昭和59年に加藤伸勝，平成2年に金子嗣郎，平成6年に風祭元が順次就任し現在に至っている。

　表18に歴代の院長名と在職期間を示した。

表18　歴代病院長（1879-1999）

1代	長谷川　泰	（1879～1880）
2代	中井常次郎	（1880～1887）
3代	榊　　　俶*	（1887～1897）
4代	片山　国嘉*	（1898～1901）
5代	呉　　秀三*	（1901～1925）
6代	三宅　鑛一*	（1925～1936）
7代	内村　祐之*	（1936～1949）
8代	林　　　暲	（1949～1962）
9代	江副　　勉	（1962～1971）
10代	詫摩　武元	（1971～1972）
11代	岡田　敬蔵	（1972～1977）
12代	秋元　波留夫	（1979～1983）
13代	加藤　伸勝	（1983～1990）
14代	金子　嗣郎	（1990～1994）
15代	風祭　　元	（1994～　）

（*は東大教授と兼任）

この30年間，精神医療界を吹き荒れてきた嵐の中で，都立松沢病院はそれまでのわが国の精神医学医療の指導的立場を果たしてきた流れの上で，公的病院としての精神科関連の診療機能をどのように方向付け，整備するかという苦悩の道を歩んで来たといえる。この間，松沢病院を取り巻く精神医療の世界も大きく変わった。精神衛生法は精神障害者の人権擁護と社会復帰施設や地域内福祉の拡充などの内容を含めた方向に順次改正され，精神保健法，精神保健福祉法と名を変えた。一方，昭和30年代から始まった民間立精神科病院の設立はその後も続き，図1に示すように，精神病院の数と精神病床数は急増し，そのうち民間立精神科病院の病床数はわが国の全病床数の85％に達し，その代表である日本精神病院協会が精神保健行政に大きな発言力を持つようになった。

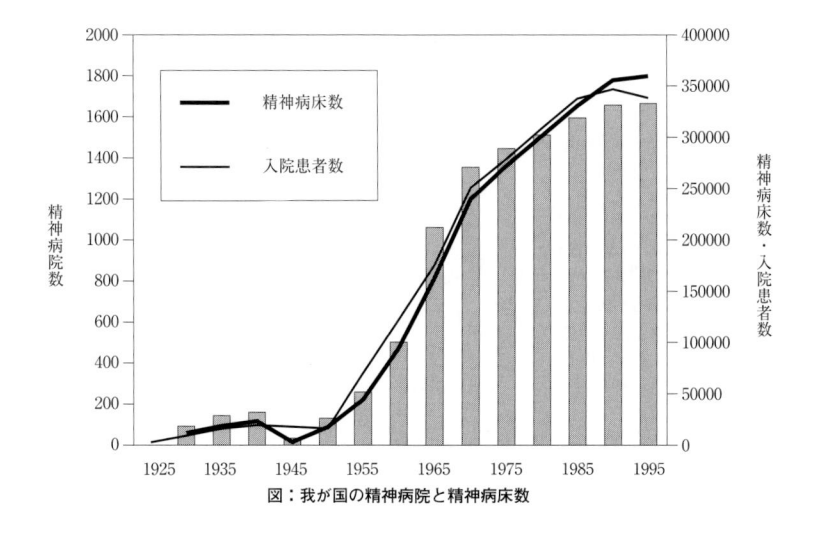

図：我が国の精神病院と精神病床数

　東京都でも松沢病院が唯一の大精神病院ではなくなって，東京都の全精神病床約2万6千床のうち民間立病院の病床は約2万3千床（87％）となり，東京都における精神科医療は民間立病院の協力なしには行えなくなった。表19に東京都内の精神病院を設立者別に示した。呉秀三，内村祐之など歴代の松沢病院長がその設立と維持に努力した日本精神神経学会は現在は全精神科医を代表する学術団体としての機能を必ずしも十分に果たしていないようにみえる。

表19　東京都における精神病院と精神病床数

	病院	病床数
国立病院	9	1,173
都立病院	11	1,934
指定病院	23	9,843
非指定病院	76	13,615
合計	119	26,565

12. 現在の松沢病院

現在，松沢病院は医療法上の定床は1368床（看護基準による稼働病床は1233床），常勤医師51名（精神科医29名，その他の科の医師22名），臨床研修医等10名，看護者543名などを含めて約750名の職員が常勤している。病床はすべて医療法上の精神病床であるが，精神科，内科，神経内科，外科，整形外科，脳神経外科，診療放射線科，麻酔科，歯科の9科を標榜しており，1日平均約400名の患者が通院している。表20に1997年度の入院患者の主診断を示した。

表20　平成9年(1997)度入院患者診断統計

診　断	新入院患者	年度末在院患者	(％)
精神分裂病	789	778	(70.5)
躁うつ病	134	37	(3.4)
てんかん	56	29	(2.6)
脳器質性精神障害	286	51	(4.6)
（老人性）	(206)		
その他の精神病	92	28	(2.5)
中毒性精神障害	309	95	(8.6)
（アルコール）	(231)		
（覚醒剤）	(37)		
精神遅滞	56	44	(4.0)
精神神経症	61	16	(1.5)
その他	547	25	(2.3)
合　計	2,330	1,103	(100.0)

管理棟と一部の合併症診療棟を除いて，病棟はすべて1～2階建ての分棟（pavillion）で30の看護単位に分かれ，約20万平方メートルの敷地に点在している。病棟は，時間外精神科救急病棟1，アルコール症治療病棟1，精神障害者身体合併症治療病棟7（内科3，神経内科1，外科1，整形外科1，脳神経外科1），老年痴呆病棟2，精神科急性期治療病棟6，精神科長期入院病棟12，社会復帰準備病棟2からなり，また，入院治療と平行してデイケア，訪問看護など広範な地域精神医療活動を活発に行っている。当院の長い歴史と公立病院としての性格を考えると，入院が長期にわたる難治性の患者が多数を占めているのは止むを得ないことといえるが，新しい精神医療の理念に基づいて，新入院患者には十分な初期治療を行った上でできるだけ早い地域生活への復帰と外来治療の維持を，長期入院患者には辛抱強い社会復帰の努力を続けている。

昭和30年代に全面改築された病棟は老朽化が目立ってきて，病院の一部改築の方針が都で決定され，平成9年に院長を委員長とする改築検討委員会が発足しているが，厳しい財政状況の下で実際の計画の施行が延期されている。

21世紀を迎えて松沢病院は，新しい精神科医療の理念に沿ったセンター機能を持った施設としての発展を期している。

13. これからの松沢病院

　東京府癲狂院の設立から現在に至る120年の間に，わが国の精神科医療をめぐる状況は大きく変化した。精神障害者の隔離収容から，障害者の人権を重視して社会におけるノーマライゼーションを志向する精神科医療の大きな流れの中で，日本の人口の一割を占める首都の東京都立病院として，松沢病院は今後次のような課題に重点的に取り組むべきであると考える。

① 地域精神科医療

　　松沢病院の位置する東京都区部西南部には精神科医療施設がきわめて少ない。近傍の地区住民の精神科診療の推進がまず求められる。地域の医療機関，精神保健福祉センター，保健所，社会復帰施設，福祉施設などと協力しての精神医療を更に推進して行く。将来は，精神科を中心とした総合病院への発展や福祉施設の併設も視野に入れるべきであろう。

② 公立病院としての行政的精神医療

　　精神科救急医療，身体合併障害治療，老年痴呆性疾患医療，アルコール・薬物依存症患者医療など，地方自治体として対応をもとめられる行政的精神科医療を，行政のニーズに応じながら民間立精神科医療機関と協力しつつ進めて行くべきであろう。

③ 都立精神医療・保健・福祉機関への支援

　　東京都には都立総合病院精神科，精神保健福祉センター，各種の障害者福祉施設などがあるが，松沢病院は都の精神医療のセンターとして，これらの機関に技術的・人的支援を行うことが求められている。

④ 精神科の研修・教育・研究

　　医師，看護者，その他の多くのコメディカル職種の精神科に関する卒前・卒後の教育と，精神科の臨床研究を行うことは，今後とも病院の重要な機能として求められよう。

14. お わ り に

　松沢病院の120年のあゆみを要約して述べた。この歴史は，わが国の精神科医療の光と影の両面の歴史であったといえる。東京府癲狂院，巣鴨病院，松沢病院の医療関係者は，それぞれの時代に，精神科医療に対する社会の無理解や偏見の中で精神障害者の治療に真摯な努力を続けてきた。今後ともわれわれはこの努力を続けて行きたい。

［本稿は，平成11年5月29日，第95回日本精神神経学会総会の特別講演「松沢病院120年」に若干の加筆を行ったものである］

［参考文献］（主要なもののみ）

1．秋元波留夫：松沢病院今昔，未来のための回想，創造出版，1985
2．江副勉：東京都立松沢病院，東京大学医学部100年史，619-622，1967
3．府立松澤病院ノ歴史及患者統計，東京帝国大学精神病学教室ノ歴史及患者統計（大正十一年

マデ），大正十一年
4．榊俶先生顕彰記念誌－東京大学医学部精神医学教室開設百年に因んで－，榊俶先生顕彰会，1987
5．岡田靖雄：私説松沢病院史，岩崎学術出版社，1979
6．岡田靖雄：精神科慢性病棟－松沢病院1958-1962，岩崎学術出版社，1979
7．岡田靖雄：戦前の日本における精神科病院・精神病床の発達　日本医史学雑誌31:93-107，1985
8．林　暲：松澤病院75年略史，私家版，1954，（林暲先生記念追悼文集，創造出版，1983に再掲）
9．金子嗣郎：松沢病院外史,日本評論社，1982
10．金子嗣郎：精神医療－その新方向，金芳堂，1979
11．金子嗣郎：都立松沢病院合併症病棟10年の歩み，病院47:267-270，1988
12．風祭　元：東京都立松沢病院－現存する日本最古の公立精神病院，日本病院会雑誌，42:633-639，1995
13．風祭　元：日本における精神病院の歴史，こころの科学，79号，26-32，1998
14．風祭　元：松沢病院120年，精神神経誌，101:87-970，1999
15．呉秀三先生生誕百周年記念会（編）：呉秀三先生生誕百周年記念誌，東京大学医学部精神医学教室，1965
16．精神医療史研究会：東京都立松沢病院九〇年史略稿，松沢病院，1979
17．「精神医学」22巻10号，特集「日本精神医学と松沢病院」，1980
18．立津政順：戦争中の松沢病院入院患者の死亡率，精神神経誌，60:234-246，1958
19．東京都立松澤病院医局：東京都立松沢病院ノ歴史，呉教授荏職25周年記念論文集，第3揖，1923
20．内村祐之：わが歩みし精神医学の道，みすず書房，1968
21．内村祐之：榊俶先生と東京帝国大学醫学部精神病學教室の創設，精神神経誌 44:63-79，1940
22．内村祐之：日本精神医学の過去と将来，精神神経誌　55:705-716，1954
23．臺弘，江副勉：戦後12年間の松澤病院の歩み，精神神経誌60:991-1006，1958
24．浦野シマ：写真と年表に見る東京都立松沢病院100年史，牧野出版，1995

3. 診療・各部門の歩み

Ⅰ. 精神科救急診療の歩み

1. はじめに

　松沢病院の精神科救急は，東京都が全国に先駆けて立ち上げた精神科夜間救急医療事業の一部として，昭和53年11月にその運営を開始した。そして，松沢病院は，このシステムの中で基幹病院としての役割を果たしてきた。この事業の概要は，夜間，休日に精神疾患の急性発症や，急性増悪などで事例化した症例に対し，救急外来を備え，入院治療にも対処するというもので，東京都内を3つのブロックに分け，その一部である第2ブロックといわれるエリアを松沢病院で引き受けた。ちなみに，第1ブロックは，都立墨東病院が病床を整備し加わり，第3ブロックは東京精神病院協会（以下東精協）の傘下の民間精神病院が輪番制で事業に参加した。

　また，このシステムでは受け入れ病院の病床数に限度があるために，救急対応病院での一時的な受け入れと，後方病院への転送という形をとり，それぞれ都立病院，民間精神病院とでその役割を分担することになった。

　その後，20数年を経ているが，この間に，独自の精神科救急医療に取り組む自治体もではじめ，平成7年7月，厚生省の「精神科救急医療システム整備事業」の開始とともに全国的な広がりをみせるようになってきた。一方，東京都の救急医療システムの基本となっている，社会的救急を中心としたいわば硬い救急の問題，後方転送による医療継続性の問題など，システム上の弱点はあるものの，松沢病院は基幹病院となり，一貫してその役割を果たしてきた。例えば，外国人症例，合併症症例などで，民間病院への後方転送が困難な場合は，率先して松沢病院が引き受けてきた。

　松沢病院で開始された精神科救急医療の経緯を考えてみると，そもそも，公立病院として宿命的に担わされてきた行政的医療との関係を無視するわけにはいかない。そこで，松沢病院がたどった行政的医療の道を追うことによって，いかにして精神科救急医療の必要性が問われるようになったのかを探ることにした。

2．精神衛生法による措置入院制度

　日本の精神障害者に対する法制度は，戦前の精神病者監護法，精神病院法を経て，戦後，昭和25年5月に精神衛生法が施行された。この法律では，精神衛生鑑定医の診察の結果，精神疾患があり，自傷他害といった要件のある患者を，都道府県の行政処分として入院させ，治療するという措置入院制度が創設された。また，それらの患者の受け入れ先として，自治体に精神病院の設置義務を定め，また，場合によっては，一定の条件を備えた民間病院を指定し，自治体病院同様に措置入院の患者を受け入れることができるようにした。この精神衛生法施行当時，都立の精神病床は松沢病院と梅丘分院しかなく，専ら都庁の所管課で鑑定し，措置入院となった患者の入院は，すべて松沢病院で引き受けることになった。

　翌年，昭和26年4月からは，民間精神病院が指定され，これらの病院でも，措置入院患者の受け入れが可能となったため，松沢病院と民間指定病院とが輪番で措置患者を引き受けることになった。当時の精神鑑定は，午前中は都庁で鑑定し，午後は直接患者宅や，警察署に赴き鑑定するといった具合で，当然，鑑定業務には松沢病院の精神衛生鑑定医も関与していた。

　昭和32年4月になると，当時の梅丘病院内に精神衛生課梅丘分室が開設され，これまで都庁内で行われていた精神鑑定業務は廃止された。昭和36年，精神衛生法の一部改正（入院費用に関する国庫補助率が増加）によって，生活保護受給中の患者で措置症状を有するものは，福祉事務所長の申請で鑑定し，措置入院への切り替えが盛んに行われるようになった。いわば入院医療費の公的な負担であり，当時盛んに行われていた経済措置入院の実態がここにある。これは，昭和40年8月，生保受給のための精神鑑定を廃止するまで続いた。措置入院費は，当時の国の精神保健にかかる予算のほとんどであったといってよい。

　昭和38年，国は精神障害者の実態調査（2回目，初回は昭和29年）を行った。この調査をうけ，当時の都の精神衛生担当者は，「精神衛生の将来計画について」（昭和39年2月6日　精神衛生課）検討している。これは内部資料の域を出ないのだが，当時の東京都がかかえた精神医療の状況と，松沢病院に対する期待が読み取れる。

「内因性の精神病については，人口の増加に比例して絶対数は増加するが，むしろ狭義の精神病，大都市生活者のストレス，これによってもたらされる神経症群，さらに，アルコール，薬物に関連した疾患，さまざまな非社会的，反社会的異常行動，犯罪等，広義の精神障害者の増加を予測し，これに対する助言，援助，治療への導入はますます要請される」といった全体的な認識があり，具体的な方針としては，

1) 松沢病院の整備（増床，研究機関の整備，合併症医療のための施設，人員の整備，重症保護病棟の整備，社会復帰センターの整備）
2) 第3病院の整備（1500床規模）
3) 都立総合病院への精神科の併設
4) 精神衛生相談所の整備，増設

この中には，まだ精神科救急医療という言葉はなく，当然そのシステムの必要性などはまだ認識されていなかったと見るべきであろう。ただ，「都立病院に精神科を設置し，早期新鮮な患者の病床を確保する」ことや，「措置入院に関する業務の整備計画について」のべられている。鑑定班，護送要員の増員，交通手段などについても触れられている。また，この行政鑑定に関しては，監察医務院の行政解剖のシステムを参考にすべきとしている。

ここで松沢病院に要請されていたことは，その後の松沢病院およびキャンパス内の施設整備の状況をみれば，そのほとんどが実現していることがわかる。精神科救急という言葉は見当たらないが，当時，松沢病院をはじめとする医療機関では往診等による患者さんへの対応は日常的に行われていた。

3．精神医療の変換点

日本の精神医療とりわけ松沢病院の精神医療を否応なく変革させたのは，昭和39年3月におこったライシャワー事件であろう。「精神病者野放し論」が公然と論じられ，治安に力点をおいた法改正の動きがおこった。このことに対する松沢病院医局の反応は早く，松沢病院，烏山病院などの医師を中心として，精神衛生法改悪反対運動をまきおこした。これについては，後日きわめて高い評価が与えられたのは周知のとおりである。

結局，国の対応は，昭和40年6月，精神衛生法一部改正を行い，これには，その後の精神障害者にとって福音となった通院費公費負担制度の創設，精神衛生相談員の新設，緊急措置入院制度，精神衛生センターの設置などが盛り込まれている。

一方，東京都の対応は比較的早く，昭和39年4月から松沢病院で土曜の午後，日曜・祭日の鑑定業務を実施し，土曜午後および夜間は松沢病院で入院を引き受け，日祭日昼間は民間指定病院に入院させるという方法がとられた。

ライシャワー事件後にこうした体制がとられたことから，松沢病院では，土曜の午後及び夜間に鑑定を経て入院する患者数が急増し，当直医の本来の業務にも影響を与えるほど，鑑定業務に忙殺されることになった。こうした事態に対し，医局内でも議論があり，昭和40年9月，松沢病院医局から衛生局長に対し文書による申し入れを行った。この申し入れは，時間外警察官通報の増加にともなう，松沢病院での鑑定件数の増加を数字で示し（昭和36年の鑑定件数5001件中，松沢での鑑定は64件であったのに対し，昭和40年には3667件中，318件が松沢病院での鑑定であったことを指摘)，これに対し当直の人員などが増えているわけではなく，本来の当直業務に対するしわ寄せがきていると主張した。また，何よりも法的な手続き，つまり，通報の事務処理，立会い吏員の問題，鑑定医の確保など不備な点などを挙げ，これまで黙認されてきたことへの改善を迫った。この意気込みは強く，精神衛生鑑定医の返上をも辞さない構えであった。その後，松沢病院医局と衛生局との間に，何度かの文書による要望，回答の応酬を経て，昭和41年7月，土，日曜の鑑定医を2名常勤させること，松沢病院以外の都の鑑定医にも協力させることといっ

た条件をつけ，一応の決着を見た。こうして，昭和41年7月から，法改正によって生まれた夜間緊急措置鑑定は，松沢病院及び民間指定病院の輪番で実施されることになった。

一方，同じ時期に警察からは，警察官通報の年々の増加する割に警察署に出向いて行われる出張鑑定が減少していること，緊急鑑定が実施され，地区によっては搬送に時間がかかるようになってしまったこと，23区内から多摩地区への搬送には時間を要すること等を挙げ，都区内の指定病院の増設を東京都に要望している。ちなみに出張鑑定の比率は昭和36年には42.5％であったものが昭和40年には2.3％に減少している。

4．美濃部都政の誕生

さて，昭和42年，はじめての革新知事ということで，美濃部都政が誕生した。昭和43年9月，この時期，新しい精神医療行政に対する期待感をこめて，松沢病院出身9教授による要望書なるものが知事に出された。これを要約すると，ひとつには都立病院と民間病院との役割分担が不可欠なこと，身体合併症医療，リハビリテーション医療，老人医療など採算性を望めない特殊な医療については都立病院が受け持つこと，また，今後，精神障害者の通院医療の需要が増すので，医療施設の偏在を解消するために，東部地域に都立の第3病院を設ける必要があるとした。また，当時，荏原，豊島，墨東の3病院に精神科外来が開設されたことを評価しつつ，将来は都立総合病院に病床を設置し，公立精神病院を要にした精神医療ネットワーク作る必要性を指摘している。今日でこそ，精神障害の早期発見，早期治療やハビリテーション後のフォローについては，地域のクリニックに期待がかかっているが，当時は，社会資源としてはまだ不十分であった。地域精神衛生活動の促進にも触れ，保健所，精神衛生センターでの活動を促している。しかし，具体的に精神科救急のシステムについては直接触れられていない。

こうした松沢病院の動きに対し，東精協もすぐに反応し，昭和43年10月，「精神衛生対策に対する知事への要望書」を出している。このなかの「緊急措置入院制度及びその鑑定について」という項目で，「この制度の発足以来，制度の解釈は拡大され，現実には夜間入院と同じようになり，漸増しつつある」とし，都としての対応を迫っている。また地方精神衛生審議会の活用も促している。

5．精神科救急の検討について

こうした背景のなかで，昭和48年8月，東京都地方精神衛生審議会がひらかれ「東京都における精神病床の適正化に関する答申」が出された。公には初めて精神科救急医療対策の必要性がとわれ，在宅の精神障害者が緊急入院を要する場合，救急医療体制がないためにやむを得ず緊急措置入院制度で処理されているという現状分析から，救急医療体制の検討が必要と指摘された。またこれに対しては，まず都立病院が救急医療にあたるべきとされた。

昭和50年，おりしも都の財政危機のさなか，昭和51年度の都の予算で，民間精神病院建築資金

貸付の予算削減，措置患者の護送費用，夜間緊急入院委託の増額がゼロ査定されたことをきっかけに，東精協は指定病院を辞退し53年4月以降の護送契約を拒否すると表明した。実際にはその後の補正予算で決着をみたのだが，このため，昭和50年4月から3ヶ月間は，夜間緊急鑑定は，全夜松沢病院内の松沢分室で実施することになった。精神衛生鑑定医は，松沢と民間の医師が勤務し，夜間緊急入院は松沢に収容したうえで，翌日以後民間病院に転送することとなった。一応，昭和50年7月からは，夜間緊急鑑定は，民間指定病院が週4日，松沢病院が週3日松沢分室で実施するという取り決めになったが，これを引き受ける条件として，昭和53年を目標に，鑑定措置を含めた精神科救急医療体制の整備のための委員会を開くことになった。

この委員会は，昭和51年4月，精神衛生対策委員会「精神科救急医療体制に関する中間報告」として公表された。東精協側から，昭和53年以後は鑑定，措置入院は都及び都立病院が直接すべきとの主張があり，当面の対策として，昭和51年10月から夜間鑑定，措置入院については可能な限り都及び都立病院ですべきとされた。しかし，この委員会では松沢病院代表の委員と東精協代表の委員の意見が分かれ，形式的には両者の意見を併記した形で中間報告を出している。

つまり，東精協の意見では，当時，日中の鑑定件数は年々減少してきており一日平均0.6件に過ぎないこと，ここに2名の鑑定医を配置するのは非効率なこと，そこで松沢病院内に鑑定室を移し，そこで緊急鑑定を実施するようにすれば，松沢と民間の2名の医師で鑑定でき，翌日の本鑑定も行えるという利点もあるというものであった。

これに対して，松沢側の委員の主張は，鑑定は行政上の業務であり，病院業務と区別するのは当然であって，梅丘分室は存続させるべきとした。

一次収容（現在の用語では救急入院にあたる）を巡っても両者は対立し，松沢病院は48時間以内に二次収容へ，東精協は小康を保つまで一次収容を主張した。二次収容（現在は後方転送）の患者についても意見は分かれた。

さらに，この委員会は，先の中間答申を受け，昭和51年6月に最終答申を出している。この報告では，昭和51年10月からの体制として，梅丘分室は廃止し，松沢病院の中に分室を置く，夜間鑑定は従来どおり緊急鑑定を実施する，鑑定医は松沢，民間の鑑定医で編成する，といった内容であった。二次収容についても民間病院の意見がとおり，すなわち同意入院については現に通院している者，入院歴がある者で元の病院で治療することが適切と判断された者で，将来通院しやすい病院が想定される場合に限り移送される，といった内容で，結局は東精協案に近いものであった。

この答申は，まだ従来の緊急鑑定の枠を出ておらず，精神科救急医療の理念も定まっておらず，結局これに基づいた救急医療の計画は頓挫することになった。しかし，この中で主張されていた，梅丘分室の松沢病院内への移転，夜間緊急鑑定患者の松沢病院での引き受けなどについては，昭和51年11月から実施されることになった。これに対しては，松沢病院医局内でも相当の議論が起こり，この鑑定業務をするのにあたり，一般医局員の協力は得られず，やむなく管理職で

業務にあたるなど，苦しい対応を迫られていた。

　ところで先に頓挫した委員会は，この年の12月から新しいメンバーを加えて再出発，当時の精医連との摩擦があったにせよ，昭和53年を目途にした救急医療体制への討議に入ることになった。そして，昭和52年9月再度，精神衛生対策委員会から「精神科救急医療体制整備に関する報告について」と題した報告が出された。前述の報告書と異なり理念上は，救急医療を地域精神医療整備の基本として位置付け，その上で一時的に整備するものと将来的に整備すべきものを分けた。これを受け整備されたものがほぼ現行の精神科救急医療体制である。

6．精神科救急発足前夜

　東京都の精神科救急に関する検討委員会の報告を受ける形で，昭和52年9月，松沢病院内の精神科救急対策検討委員会が開かれた。この中では，具体的に救急患者を引き受ける病棟を，現在のD40棟，B21棟でそれぞれ対応する案，B22棟を改築する案，B21棟を救急病棟とする案，A14棟，A15棟を救急病棟とする案などがあったが，結局はA14棟を一部改装し救急病棟として使用することになった。衛生局との話し合いでは，当初はA14棟に保護室4床増設した上で開棟し，時期は遅れるが，後方病床的な役割を持たせる病棟（A15棟）を整備するという案であった。しかし，実際にはその後もA15棟は救急病棟として開かれることはなかった。看護者の勤務体制はいわゆる3-8体制とし，看護者も男女混合勤務，入院患者も男女混合病棟とするなどといったことが決められた。

　当時の精神科医局会議の記録を見ると，毎回かなり激しい議論のやり取りがあった。それらは主として法的な問題，手続きの問題が主であった。本格的な精神科救急医療が始まる前に，夜間緊急措置入院患者を松沢病院へ集中させていたこと，あまりにも行政的医療に過ぎた点，救急医療がこれらの延長と見られていた点から発する批判があった。

7．救急事業のスタート

　こうした苦労を経て，昭和53年11月16日，松沢病院での精神科救急が東京都の精神科救急事業としてスタートした。当時の実施要綱を見ると，松沢病院のキャッチメントエリアは世田谷区，杉並区，中野区，新宿区，渋谷区，港区，品川区，目黒区，大田区の9区，約387万人の人口をカバーすることになった。また，翌日以降の入院の受け入れ『後方転送』は形式的には東京都医師会との委託契約により，東精協傘下の民間病院にお願いすることになった。

　松沢病院の当時の救急担当医は，これまでのいきさつから，民間病院からの批判を避けるためにかなりの努力をしていたことが窺える。救急発足以前，緊急鑑定が行われていた時代，翌日以降の転送率は75パーセント以上あり，開設後，救急病棟からの1年間の転送率は24.1パーセントに抑えている。この問題は，救急の検討委員会でもすでに東精協側から指摘されていたことであった。その後，救急患者の増加もあり，徐々に転送率が上がっているものの，現在でも総合病院

で行われている救急に比べれば，治療の継続性は常に念頭におかれている。

その後の救急の取り扱い件数は図に示すとおりである。

当初の後方病床の候補であったA15棟は，その後，松沢病院の医療整備計画の中で，アルコール病棟として利用されることになった。昭和63年からアルコール専門病棟を開設するにあたり，A15棟の改築を行っているが，この時期，A14棟の救急病棟の機能もD40棟とB21棟に分散させて運営した。同時にA14棟も一部手直しをし，身体合併症に対処するために，個室へのパイピング等を整備した。さらに平成4年6月からは，救急病床として常に4床を確保するために保護室を4床から6床に増設している。

昭和52年9月の精神科救急医療体制整備に関する報告書では，都内を3つのブロックにわけ，それぞれ都立の施設で救急医療を取り扱うという基本的な考えを元に，当面の対策として，当時第3ブロックといわれた多摩地区には，都立の精神科施設がなかったため，とりあえず民間病院の輪番制で救急患者の受け入れをしていた。ところが，平成4年6月に都立府中病院が神経科を開設し，病床を整備したことから，従来の方針に従い第3ブロックについても府中病院で精神科救急患者の受け入れを行うことになった。こうした機会に衛生局では，精神科救急あり方検討委員会を開催し都のシステムの一部手直しを検討した（平成4年3月）。これまでブロック間の救急取り扱い患者の不均衡を是正するため，松沢病院のキャッチメントエリアを練馬区，板橋区まで拡大することになった。これによって当然のことながら松沢病院で取り扱う救急患者も著しく増大した。民間病院との役割分担では，東精協傘下の協力病院は，輪番制による救急患者の受け入れから，転送患者の受け入れだけに専念することになった。

さらに平成11年10月には豊島病院が精神科救急医療に参加することなり，このため松沢病院が第3ブロックを受け持つことになり，そのキャッチメントエリアは，杉並区，新宿区，世田谷区，渋谷区，目黒区，品川区，大田区の8区となっている。これに先立ち東京都では「精神科救急に関する総合的な対策」を検討し，今後よりソフトな救急対策についても模索中である。

8．おわりに

精神科救急医療は，精神科における急性期の治療のありかたを変えつつあるのは事実であろう。松沢病院の急性期治療にも少なからず影響を与えてきた。こうした環境の中で，研修医をはじめとする新人医師へのトレーニングの場を与えてきたし，彼らが他の都立の医療機関に巣立ち，それなりの医療連携も取れるようになったのは喜ばしい。都立の医療機関全体としてみれば，都の精神科救急が発足して以来，総合病院の精神病床も増え，全体としては精神医療にかかわる人員は増員されてきた。

しかし，当の松沢病院の医療スタッフはこの20数年間どうであったろうか，医療法の特例に縛られているとはいえ，全く省みられない状況が続いている。急性期の医療が変わりつつある中で，本来は総合病院と同等の検査機能及びスタッフを望むべきなのであろうが，せめて救急時間

帯の身体検査機能を要求することは譲れないところである。

　松沢病院での精神科救急を考える時，どうしても不思議でならないのは，スタート前のさまざまな医局内の議論の中でも，合併症の問題について多少議論があったにせよ大きな問題としては認識されていなかったことである。精神科合併症の問題はすでに昭和40年代からその必要性は強調されていたし，現実に，精神科救急医療がスタートする頃には，すでに松沢病院での合併症医療対策が，具体的な話として救急問題と平行して議論されていた。この問題は松沢病院が総合病院化しなければ解決できないのかも知れぬが，精神科救急を一般救急と整合させ，同じレベルにするためには，今後思い切った方策が必要になる。

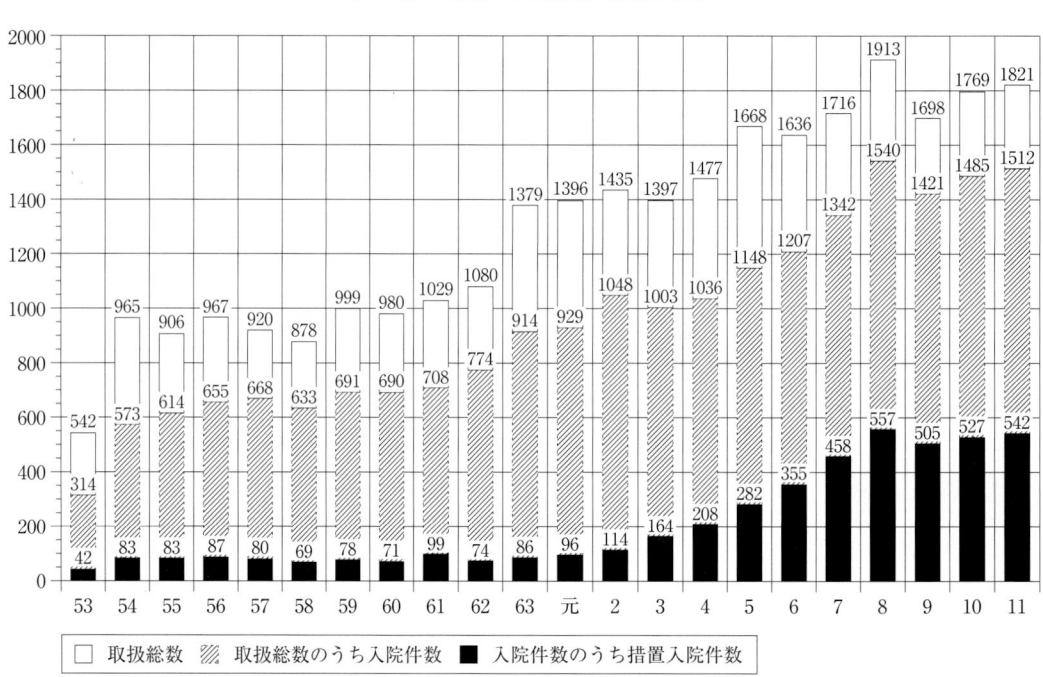

図：精神科夜間・休日救急診療取扱件数

年	取扱総数	取扱総数のうち入院件数	入院件数のうち措置入院件数
53	542	314	42
54	965	573	83
55	906	614	83
56	967	655	87
57	920	668	80
58	878	633	69
59	999	691	78
60	980	690	71
61	1029	708	99
62	1080	774	74
63	1379	914	86
元	1396	929	96
2	1435	1048	114
3	1397	1003	164
4	1477	1036	208
5	1668	1148	282
6	1636	1207	355
7	1716	1342	458
8	1913	1540	557
9	1698	1421	505
10	1769	1485	527
11	1821	1512	542

（分島　徹）

Ⅱ．精神障害者身体合併症診療の歩み

1．内　科

　昭和20年代には，当時，跳梁跋扈していた結核疾患に対して結核病棟を設置し非常勤の専門医の指導により精神科医が精神疾患と結核の治療を行っていた様である。これが内科の合併症医療の原点ともいえる。その後も，在院患者の高齢化の進行や身体合併症患者の増加は松沢病院だけの問題ではなく，民間精神病院においても常時，重要な検討課題とされてきた。1969年度の松沢病院年報によれば年間の合併症診療状況は，初診患者総数は789名で内科は224名とされ，各都立病院や他の病院の非常勤専門医による協力のもとコンサルテーションを受けていたことが記載されている。また，その当時で結核病棟27床の他，老人合併症病棟を確保していた。

　1973年8月に東京都精神衛生審議会の答申もあり，1975年12月に院内患者の合併症に対応するための合併症病棟群（E棟群）の建設が着工された。さらに1976年5月に「都立松沢病院合併症病棟設立委員会」が衛生局に設置され，院内患者のみならず都内全域の患者に対応するものとし，都立総合病院と同程度の診療機能を有するものとすべきと報告された。上記基本的方針に沿って，都立大久保病院より一般科副院長として1977年6月に馬場理一副院長，七里泰内科医長が赴任し，同年6月より老年期精神障害の患者を中心とした内科系慢性病棟が開棟したが担当医は精神科医師であった。同年12月にE-56棟が結核病棟として開棟した。本格的な内科合併症診療は1978年4月に内科急性病棟（閉鎖）のE-57棟が開棟された後に可能になったものと思われる。

　1980年1月に七里医長の後任として島田畯介内科医長，稈田正志医員（現部長）が赴任し，1979年12月から非常勤で都立墨東病院より河野保内科部長が1980年8月に常勤で着任し，内科の診療体制を確立した。1981年4月より「東京都精神科患者身体合併症医療事業」が開始され，行政的な医療の一翼を担うこととなった。しかし，この時期における内科診療上の問題として，基本的な医療機器の不足（諸種モニター類，人工呼吸器など）や高度医療機器の不備（超音波診断装置，CT，アイソトープ診断装置，人工透析器，放射線治療装置），他科常勤医（脳外科，神経内科，放射線科など）の不在が挙げられる。したがって，重点的な治療が必要な症例や専門的治療を要する症例については他院に転送する場合もあり，合併症医療の中間施設的役割を果たしていたともいえる。1980年における内科入院患者総数は102名であった。

　人事面でもまだ流動的で1980年には，内科病棟の開設や基礎固めに尽力した馬場副院長の定年退職，1981年に島田医長の転勤，河野部長の転勤が続いたが，幸いにも順天堂大学膠原病内科より坂井慶子医員（現医長），ローテーションの形で常勤医で古賀孝三郎医員が赴任し人員確保の面でも安定した。また，専門外来として循環器内科外来，呼吸器（結核）外来を設置し非常勤医で対応した。

　1982年2月，秋元波留夫前院長の構想による新合併症診療棟の建設は「東京都松沢病院運営整

備委員会」の審議を経て，われわれ一般科医の要望をかなり取り入れた設計で建設が1984年9月より着工された。そして，1986年5月に完成をした。

　1986年(昭和61年)は内科にとって画期的な年であった。新診療棟の完成により，画像診断の飛躍的向上（放射線科医の常勤化，新機種のCT設置，アイソトープ診断装置の設置），人工透析器，血漿交換装置の購入により院内で発生した急性腎不全の腎透析，血漿交換療法が可能となった。さらに，内科系開放病棟40床が同年10月に開棟し，内科医2名，神経内科医1名，精神科医で担当することとなり，それに伴い内科は2名増員となった。この内科系開放病棟の開棟により，内科診療の役割分担が明確にされたことは特筆すべきであろう。現在の内科の診療体系は基本的には1986年時と大きな変化はない。内科の人員は部長1，医長2，医員3の常勤医6名と非常勤医2名で診療を行っている。外来は月曜から金曜まで常時二診で行い，呼吸器専門外来を週1回開き非常勤医で対応している。循環器専門外来は1998年4月より当院に赴任した循環器専門医の丸山医長が一般外来も兼ね担当し，心臓超音波検査も含め循環器系生理検査も行っている。また，血液疾患専門医も一般外来を担当し院内の血液疾患のコンサルテーションにあたっている。

　病棟は内科閉鎖病棟(E-57棟)，内科系開放病棟(E-59棟)，結核病棟（E-56棟）の3病棟を主に担当している。E-57棟は27床で内科医3（E-59兼務1），精神科医1，看護職員17，で運営し，合併症医療事業に基づく精神保健福祉課経由の内科合併症患者の多くが当病棟で治療され，中核的役割を担っている。急性期の院内，院外の患者が多い。年間入院患者数は300名前後である。E-59棟は40床で内科医2，神経内科医1，精神科医1（E-56兼務），看護職員20で運営されている。開放的処遇で対応できる患者を対象としている。内科，神経内科，精神科で多目的にあるいは各科にまたがる内科疾患患者を総合的に診るのに便利な病棟である。さらに，地域の医師会よりの紹介患者を受けることもあり，微力ながら地域への医療資源の還元にも努力している。年間入院患者数は300名前後である。E-56棟は結核病棟で定床29床である。1994年より内科医1が常時担当する事となり，精神科医1，看護職員16により運営され，非常勤の呼吸器内科医と連携し活動期の肺結核患者の診療を行っている。院内発生の結核患者や他の精神病院に発生した結核患者の治療に際し力強い存在となっている。入院も他の内科疾患と異なり長期となり，排菌者も多く近く病棟の空調工事を行う予定である。年間入院患者数は50～60名である。現在，内科3病棟の入院患者総数は年間600名強であるが，努力はしているものの医療内容が向上しているか疑問な点も多い。内科系開放病棟が開かれた時点では当院の医療資源を有効に活用するためにも，地域医師会よりの紹介患者も積極的に受ける予定ではいた。しかし，院内の患者の高齢化による内科合併症の増加，休日・夜間における身体救急の診療体制が確保できないこと，さらに，昨今の医療体制に対する厳しい要求に応じきれない面もあり，内科では自ずから当院で無理なく対処できる患者の診療が多くなりつつある。新合併症診療棟が完成した時点でMRI用に確保した場所はレントゲン保管庫となっており，身体救急用に用意した部屋は精神科外来の診察室として活用されている。1976年の「松沢病院合併症病棟開設準備委員会」の報告はまだまだ目標として残されている。

〈内科の歩み〉

年	月	松沢病院の人事，動き
1973	8	東京都地方精神衛生審議会の答申「各都立病院に精神科の病床を設置することが望ましく，当面の対策として松沢病院を精神科を中心とした総合病院とし，都内の合併症患者の医療にあたるべき」とされた。
1975	12	合併症病棟建設着工
1976	5	都立松沢病院合併症病棟開設準備委員会設置 「院内患者のみならず都内全域の患者に対応するものとし，都立総合病院と同程度の診療機能を有するべきである」と報告された。
1977	3	合併症病棟竣工
	6	内科系慢性病棟（3病棟）運用開始
	6	馬場理一副院長，七里泰医長就任
	12	結核病棟（E-56棟）開棟
1978	4	内科急性病棟（E-57棟）開棟
1980	1	島田畯介医長，稗田正志医員(現部長)赴任
	8	多方向透視撮影装置の導入 河野保部長赴任
1981	4	「東京都精神科患者身体合併症医療事業」開始
1982	2	「都立松沢病院運営整備調査会」発足 　　合併症診療棟の増改築と本館改修決定 　　　　1982年度　基本設計 　　　　1983年度　実施設計 　　　　1984年度　着工
1983	4	急性腎不全患者に対して腎透析施行
	9	E-53棟神経内科病棟に
1984	9	合併症診療棟着工
1985	1	劇症肝炎に対して血漿交換療法施行
1986	5	新合併症診療棟完成 　　E-59棟，本館改修のため一般科研究室が一時的に 　　厚生棟に移動
	7	内科医員2名増員
	7	新合併症診療棟開棟記念講演会 　　塩川優一順天堂大名誉教授 　　　「エイズについて」 　　毛受松寿東京医科歯科大教授 　　　「精神障害者の外科－ある症例から」
	10	内科系開放病棟（E-59棟）開棟 　　ナースステーションのオープン 　　カウンター方式を当院で初めて採用
1988	10	アルコール精神疾患専門治療病棟（A-15棟）開棟 　　内科のコンサルテーションを病棟から外来で行うことに変更
1991	11	松沢病院公開講座 　　「老年期における疾患と治療」稗田正志内科部長 　　「高齢化社会における整形外科的治療の目的」 　　　沼尾茲夫整形外科医長

1992	1	「都立精神病院運営整備構想検討委員会」
		仲村英一委員長
		機能連携－一般科診療小委員会　杉本恒明委員長
	8	第4回全国自治体病院協議会
		精神病院特別部会合同研修会：松沢病院主催
		シンポジウム「身体合併症医療のあり方」
		－内科サイドから－稗田正志内科部長
1993	3	都立精神病院運営整備構想検討委員会答申
		－都立精神病院における運営及び施設整備の充実に向けて－
1994	1	結核病棟（E-56棟）に専任内科医
1996	11	創立117年記念講演「身体合併症医療の現状」
		岩渕正之副院長
	11	岩渕正之・江畑敬介編著「精神障害者に対する
		身体合併症治療の実際」刊行
1997	1	「松沢病院病棟等改築検討委員会」風祭元委員長発足
	11	長期入院患者に対する結核検診開始
		（CR画像診断車による検診）
1998	4	丸山二郎医長赴任
2000	3	結核病棟（E-56棟）空調工事完了

（稗田　正志）

2．外　科

　当院における外科の常勤医としては，昭和51年9月の都職員名簿に初めて外科医長市場正敏，同医員合田征彦の名前が登場している。また「手術記録」によれば，昭和52年7月11日にこの二人が当院手術の第1例として鼠径ヘルニアの手術を行っている。その後の外科医の人事を職員名簿からみると，昭和53年に荒木毅（医員），54年に舟津秀夫（部長），55年に今泉勉，和田哲朗（ともに医員）の名が登場している。その後，岩渕正之（昭和56年7月採用），初鹿野誠之（57年10月採用），杉山保士（57年12月－63年12月），金野則弘（61年7月－62年10月），堀口実（62年9月－平成4年7月），小堀義夫（63年1月－平成2年），川端啓介（64年1月採用），片桐一（平成1年10月－6年7月），羽生丕（平成4年4月採用），木田孝志（同4年8月採用），佐伯伊知郎（平成6年8月－8年8月）が順次常勤医として勤務し，さらに大石陽子（平成8年9月－10年1月），桑原博（10年1月－11年1月），河野順済（平成11年1月採用）が非常勤医師として働いている。また，昭和61年5月には合併症病棟とともに手術室が新設され，同月麻酔科医として八木崇が採用されている。

　病棟については昭和53年4月に外科系病棟（E55病棟）が開かれ，外科，脳神経外科，整形外科がこれを共用した。58年8月には整形外科病棟がE54棟に独立し，61年10月には外科も独立してE58棟に移り，脳神経外科がE55棟に残って現在にいたっている。

　臨床活動をみると，その守備範囲は広く多彩である。癌の手術が多いことは一般の外科と同様

であるが，向精神薬の長期連用が原因と思われるイレウス，逆流性食道炎を伴う食道裂孔ヘルニア，直腸脱や直腸潰瘍，痔核などの消化器疾患が多いことが当院外科の特徴である。さらに当院には当初より婦人科と泌尿器科がなく（外来診療のみ非常勤医が行っている），これらの手術も外科が担当してきた。われわれが「腹腔内の全臓器の手術が出来る外科医」をキャッチフレーズとしているゆえんである。

　昭和57年以降，学会活動も活発に行っている。年2回開催される都立病院外科研究会では毎回演題を発表するほか，昭和63年9月には第15回研究会を，平成9年3月には第26回研究会を当院で主催している。また，昭和61年1月より日本外科学会認定医修練施設に，同64年12月よりは日本消化器病学会認定施設となり，両学会の認定医となるための修練の場として適当な病院として認められている。

〈外科の歩み〉

年	月	松沢病院の人事，動き
1976	5	都立松沢病院合併症病棟開設準備委員会設置
1978	4	外科系急性病棟運用開始（E55）
	4	東京都精神科身体合併症医療事業の実施
1986	1	日本外科学会認定医修練施設となる
	5	合併症病棟（一般科外来，手術室，検査室を含む）を新設
	7	合併症診療棟開棟記念委員会で毛受松寿東京医科歯科大学名誉教授講演「精神障害者の外科合併症—ある症例から」
1987	2	手術用レーザーメス購入
	10	外科病棟としてE58棟開棟
1988	5	第79回東京都衛生局学会，岩渕正之ら「自殺企図患者にみられた身体合併症の治療現状」が優良賞受賞
	9	第15回都立病院外科研究会主催
1989	12	日本消化器病学会認定施設となる
1992	8	第30回全国自治体病院協議会精神病院特別部会研修会シンポジウム「身体合併症医療のあり方」
1995	3	腹腔鏡下胆嚢摘出術開始
1996	11	「精神障害者に対する身体合併症診療の実際」出版
1997	3	第26回都立病院外科研究会主催

（羽生　丕）

3. 脳神経外科

　昭和55年4月，常勤医1名で発足した脳神経外科は62年4月山口武兼医長に交代，さらに10月に常勤医2名となって，大手術にも対応できるようになった。63年10月，E58棟開棟に伴い，E55棟は頭頸部疾患として実質的に脳神経外科，歯科のための病棟となった。

　一般の救命救急患者を扱うことは少ないが，重症意識障害患者を扱うことが多いため，救命救急時の対応についての教育には力を入れており，スタッフも月1回の勉強会を開いて自己研鑽に努めている。63年10月に外科と分離はしたものの，脳神経外科として設備は全く不十分であった。しかし関係各位の協力を得て，設備の更新，充実を計ってきた。CT（含ヘリカルCT）・脳血管撮影・RI，更に大久保病院でのMRI等を利用し，経頭蓋底脳腫瘍摘出術・下垂体腫瘍・脳血管障害・水頭症・頭部外傷・頚椎疾患などの手術を行っている。

　外来は平成4年4月からは毎日開いており，入院患者の受け入れは精神疾患を有するものと脳神経外科疾患のみの割合がほぼ6：4程度である。

　院内発生（外傷など）に備え，身体救急にも対応できる体制の整備の必要性が痛感されていたが，3年度QC運動の一環として院内体制の整備が取り上げられ，5年度に緊急登院体制の整備がなされたことは少しずつ前進しているといえる。また，7年度からは医局も看護部も，救急蘇生に関して力を入れており，意識面での進歩は著しい。

　脳神経外科としては今後も精神科・神経内科の協力を得て，外科的治療の対象を見落とさないように努力し，我々の眼に触れなければそのまま精神科病棟の片隅でその余生を送ったかも知れぬ人を幾人かでも救い上げることができればと考えている。

　入院絶対数が医療スタッフの努力にもかかわらずなかなかふえないのは現場の努力だけでは如何ともしがたい。合併症事業のシステムがもっと活用されるように関係各位の尽力をお願いしたい。そして統計の数字には現れない現場のモラルをいかに維持し高めていくのかは，常に切実な問題である。

　精神科と脳神経外科のリエゾン・接点を今後もさらに追求していくことが，松沢病院の脳神経外科としての我々の使命であると考えている。

〈脳神経外科の歩み〉

年	月	松沢病院の人事，動き
1980	4	荻原隆二医師，脳神経外科開設
1981	8	E53棟が脳外科病棟に
1982		CT棟建設され，CT導入
1987	4	山口武兼医師脳神経外科医長就任
1988	10	E55棟頭頸部疾患病棟に
1996	6	東精協所属単科精神病院と本院脳外科で画像伝送について検討開始

1997	1	脳外手術用顕微鏡OME-5243へ更新
1999	6	山口武兼医長,転勤
	6	羽生 丕外科部長事務取扱　新井俊成医師病棟担当

(新井　俊成)

4．整形外科

　整形外科病棟（E54棟）は1983年7月に開設されたが，これまでの整形外科の歩みはリエゾンの歩みとも言える。当初の新入院患者数は平均65名，平均在院日数は200日と病棟運営はあまり活気がなく，治療成績も同様の状況にあった。1990年，大腿骨頸部骨折人工骨頭例の術後成績は40%が歩行不能で25%がdistal migrationに至っていた。以後改良を加え治療にあたり，1993年の調査（沼尾）でも成績良好例は70%と一般病院の90%にはまだ大きな差が見られ，整形外科のみの対応では治療成績が向上せず，精神科，看護，理学療法とのリエゾンの必要性を示唆してきたところであった。

　まず精神科から整形外科患者への取組みは1994年，八田が自殺企図直後の強い精神症状への対応として当科初の無けいれんECTが2例の分裂病患者に試みられ，脊椎損傷患者に適応があることを確認，のちに平賀は分裂病以外の患者へも適応を拡大し，1996年以降のmECTの先駆けを果たしました。また八田は自殺企図または骨折→手術→床上安静→リハでのADL step upという整形外科の特質を考慮した向精神薬投与法の検討を行い，飛躍的な在院日数の短縮（200日→77日）と手術件数の増加（54件→105件）をもたらした。

　1992年の西川の調査では大腿骨頸部骨折の骨接合術例では80%に骨癒合が得られながら独歩可能例は60%の結果で，仙波らが訓練開始および終了までの検討を行い，全荷重までの期間が他施設より長いことが判り，早期荷重ができるように努めるようになった。1999－2000年にPT全スタッフで研究に当たった「都立病産院臨床研究報告」はPTに際し問題となる5つの精神症状を要因として、患者群は3型に分類されることを統計学的に実証，患者のtypeにあったPTプログラム，手技，目標設定の必要性を指摘した画期的な研究と言える。

　これまでの整形外科，精神科，看護科，理学療法科のリエゾンのまとめは1996年出版された「精神障害者に対する身体合併症診療の実際」の分担執筆の形となった。精神障害者に対する整形外科治療は脊椎手術を含めほとんどの治療が一般の患者同様に行えると思われるが，柄澤の調査にあるように人工骨頭置換術例の歩行能力獲得は80%といまだに10%の溝が残されており，これをどの様に対処するかが今後の課題と思われる。

〈整形外科の歩み〉

年	月	松沢病院の人事，動き
1978	11	村上医師就任，整形外科で診療開始
1980	7	三谷哲央医長就任，常勤医2名となる
1981	9	木崎康正医長就任

1983	7	E54棟整形外科病棟（30床）開設
1986	1	倉林博敏医長就任
1990	1	沼尾茲夫医長就任
1992	3	腰椎粉砕骨折例に前方固定法導入
1994	6	当科初の無痙攣ECT施行
1996	5	「精神障害者に対する身体合併症診療の実際」出版

（沼尾　茲夫）

5．神経内科

　昭和44年頃より精神科外来の一角で神経内科外来が始まる。昭和57年1月内科医長神経内科担当の常勤医師が着任し，混合病棟(老人，整形外科，精神科等)であったE53病棟を，神経内科系の病棟へと移行していった。そして昭和58年9月には，E53病棟が神経内科病棟(病床30床)として正式に独立。神経内科の仕事が増加してきたため，昭和59年4月には神経内科医員1名，昭和60年9月非常勤医師1名の増員が認められた。神経内科医長が検査科の兼務となったため，E53病棟は常勤医師1名，非常勤医師の体制となる。昭和61年10月にはE59病棟内科病棟増設に伴い，神経内科常勤医師が1名増員となり，開放病床(約10床)を担当することとなる(医長1名，医員1名，非常勤1名)。

　平成元年3月松沢病院の老人病棟(E51, E52)を高度痴呆老人病棟に変更するにあたり，E53病棟にもデイルームが増築され，病棟の床面積拡大にともない病棟内でのリハビリも可能となる。平成7年患者家族からの寄付によりE53病棟の4病室にテレビモニターが設置され，患者さんの安全のために活用されている。重症患者にも対応可能なように，平成10年に各部屋にパイピングの設備が配置される。

　平成3年5月リハビリ棟開設に伴い，脳血管障害が原因でせん妄等の精神症状のある患者さんの精神科治療とリハビリ目的での転院依頼や，一般病院での救命救急開設に伴い救命後に重篤な精神症状＋神経症状を呈する症例の転院依頼も増加している。

　平成9年には，日本神経学会認定医制度における教育関連施設として認定される。神経内科に必要な診断の方法としてCT，脳波，筋電図，脳血管撮影，脳血流シンチ等の検査は可能だが，いまだMRIの導入がなされておらず，日本の神経内科専門医のいる病院の平均的医療水準から大きな遅れをとっているのは非常に残念である。

　松沢病院における神経内科の特徴は，神経内科でありながら閉鎖病棟を有していること，精神科医との連携体制が整っていること，精神症状の強い症例の場合は精神科専門病棟に入院しながら神経内科的検査や治療を施行可能なことである。精神症状への対応に慣れた医療スタッフと共に，閉鎖病棟を有効に活用して精神症状の強い神経内科疾患の症例に対応している。また開放病棟にも神経内科の病床を有しているので，一般の神経内科としての機能も十分に果たしている。神経内科としてはやや異色ではあるが，松沢病院でしかできない神経内科を継続してゆくことが

私達の職務と考えている。

〈神経内科の歩み〉

年	月	松沢病院の人事，動き
1969		神経内科外来開始
1983	9	E53病棟が神経内科病棟に
1986	10	E59病棟開設に伴い神経内科病床も増床
1989	3	E53病棟にデイルーム増築
1995		E53病棟にモニターテレビ設置（寄付）
1996		E53病棟の各部屋に酸素パイピング設置
1997	4	日本神経学会認定医制度における教育関連施設の認定を受ける

(安野　みどり)

6. 放射線科

都立松沢病院の放射線事業は，検査科の一部門として立ち上げられた，昭和40年代後半の常勤放射線技師席1名体制に始まり，松沢病院を総合病院機能を備えた精神病院として整備するという構想の下に発展を遂げてきた。

その結果，昭和61年には常勤医を得，平成3年4月には，単独の診療科としての稼働を開始，平成12年3月現在，松沢病院診療放射線科は，放射線技師5名，常勤放射線科専門医1名，非常勤放射線科医師1名×1日／週のスタッフにより，一般撮影，各種造影検査(消化管造影検査，DIP，DIC，血管造影検査)，CT検査，in vivo RI検査，骨塩定量検査，歯科撮影，各種IVR等を行い，CT検査，RI検査等については，地域の医療機関の検査依頼にも対応するに至っている。この他，レントゲンフィルム中央管理サービス体制の整備運営にも参加しており，MRI検査と心臓カテーテル，放射線治療を除く放射科のほぼ全ての業務を実施する所となっており，総合病院機能の整備という意味では，中央放射線部として一応の成果を得ていると言える。

一方，看護，事務のスタッフは配備されておらず，人員的制約から外来診療窓口やカルテをおかず，血管造影検査，IVR等に際しては手術室看護の応援を得たり，各科より「検査依頼書」を受け取りカルテの代用にあてるなど，運営には各方面の多大な協力，支援を得ている。

当科は，検査の安全確実な実施のみならず，検査前後の患者の安全確保に多くのマンパワーとノウハウを必要とする精神科症例に対して，今日水準の身体医療を実現すべく，高い使命感を持って努力している。しかし，窓口を限定した比較的少数の症例に対して，少数のスタッフで多項目の検査を実施するため，最近ますます重要性が叫ばれつつある医療経済面での高効率化については，多くの困難に直面する状況が続いている。

これに対して，職場内教育活動の活発化により高い技術と職場モラルの維持に努めるとともに，関係各方面との連携も模索している。

当科の平成12年3月31日現在の保有放射線機器は下記の如くである。

1) 一般レントゲン撮影装置　　　　　　　　　　　　　　　　　　2台
2) 透視装置（アンダーチューブ機及びオーバーチューブ機）　　　2台
3) 注腸専用透視撮影装置　　　　　　　　　　　　　　　　　　　1台
4) 乳腺撮影装置　　　　　　　　　　　　　　　　　　　　　　　1台
5) 直線断層撮影装置　　　　　　　　　　　　　　　　　　　　　1台
6) ポータブルレントゲン撮影装置　　　　　　　　　　　　　　　4台
7) 全身用CT装置（1台はワークステーション接続高速ヘリカル装置）　2台
8) DSA血管撮影装置　　　　　　　　　　　　　　　　　　　　　1台
9) シングルヘッド・シンチカメラ　　　　　　　　　　　　　　　1台
10) 自動現像機　　　　　　　　　　　　　　　　　　　　　　　　2台
11) 外科用Cアーム装置（1台はDSA装置付）　　　　　　　　　　　2台
12) レーザーイメージャー　　　　　　　　　　　　　　　　　　　2台
13) 骨塩定量装置　　　　　　　　　　　　　　　　　　　　　　　1台

〈放射線科の歩み〉

年	月	松沢病院の人事，動き
1967	4	X線撮影装置導入・技師定員空席のため大久保病院より週1回派遣
1971	7	放射線技師定数（1名）設置
1973	3	病院新本館開設に伴い透視装置,断層装置,自動現像機導入
1974		頭部精密撮影装置,血管連続撮影装置導入
		非常勤放射線科医師勤務（当初不定期、後週1回）
1977	4	合併症病棟開設に伴い技師定員増
1980		注腸検査専用（ジャイロ）装置導入
1981	3	全身CT装置導入
1986	3	新管理棟放射線室に移設, あわせて非公式にレントゲンフィルムの中央管理業務に着手
1986	3	透視装置導入
	4	DSA血管撮影装置導入
	4	放射線技師定員増（2→3名）
	6	常勤放射線科医師導入
1987	4	放射線技師定員増（3→4名） シンチレーションカメラ導入核医学検査業務開始
1988	3	注腸検査専用（ジャイロ）装置更新
1990	2	豊島病院閉院に伴い，2台目CT装置導入
1991	3	診療放射線科が診療科として検査科より分離独立
	6	診療放射線科　岡田洋一医長に
1996	2	骨密度計測装置導入
1997	3	全身CT装置更新
1998	10	血管造影装置更新

（岡田　洋一）

7．歯科口腔外科

　精神障害者の多くは歯科疾患を病んでいるので，歯科からみると精神病と歯科疾患は表裏一体の関係にあるように思われる。古くは19世紀のフランスの文献に，齲歯で苦しむ精神病院の患者が描かれているが，これは不潔になりがちな患者の一面を表現したものといえよう。さらに近年になって，抗精神病薬の開発が唾液による自浄作用の低下や行動意欲の抑制をもたらしたので，歯磨きをしない患者は齲蝕だらけの口腔になってしまい，どこの精神病院もこうした患者の対応に苦慮したことであろう。長期間放置された口腔の再建は健常者のそれに比べ技術的に難しいうえに，不潔な口腔の処置操作は雑になりやすいので，一定の治療水準を保つには治療者の忍耐と根気が強く求められた。このような困難な状況にもかかわらず，当院における歯科衛生士の配属は全都立病院中最も遅かったので，昭和の時代は齲蝕との戦いであった。

　歯科の二大疾患である齲蝕，歯周病は細菌感染症であるので，口腔を刷掃することより予防効果が期待できる。入院患者に刷掃指導を行った結果，健常者と同じように上手に刷掃できるようになった人たちが多かった反面，指導の効果が認められない例もみられた。後者は人格水準が低下し無為自閉傾向のある人たちで，歯科治療が完了してもすぐに再発を来すなど対応が難しかった。しかし予防策を講じれば，再発を抑制できる可能性のある例がかなりいることが分かってきたので，口腔衛生指導を重視する方向へ進んでいった。

　平成に入って数年過ぎた頃には，入院患者の歯科受診率は徐々に低下し，重度の歯科疾患を持つ例は少なくなった。医療費の値上げ，在院期間の短縮化，患者の世代交代，口腔衛生状態の向上などの様々な要因が関与していると思われる。齲蝕処置は依然多いものの，歯周病の治療を求める例が増え，義歯は外出用の飾りとしてはなく，咀嚼に利用され清掃も行きとどくようになった。患者の歯，口腔に対する考えや接し方は多様化し，それに応じて治療水準も上がってきた。

　精神病院で働いている歯科医は入院患者が歯科受診を楽しみにしていることをわきまえている。週一度の機会であっても閉鎖病棟からの開放は息抜きになるであろうし，患者の脇に立ち手が口に触れるスキンシップ的要素や治療の結果（効果）がすぐに実感として受け入れやすいことなども，患者にとって好ましいことなのであろう。歯の適切な磨き方を習得し，習慣化することは社会復帰を目指す訓練の一手段になり得るし，健康の保持とＱＯＬの維持のためにも不可欠であろう。こうしてみると，歯科はリハビリ的色彩の濃い診療科であるように思われる。

　看護の供給システムがモジュール型に変わって日は浅いが，患者に同行する職員の態度に以前には無かったものが感じられる。看護サイドの支援を受けながら，より良い歯科をとスタッフ一同願っている。

〈歯科口腔外科の歩み〉

年	月	松沢病院の人事，動き
1944	9	歯科開設（嘱託医　陳茂棠）
1953	12	嘱託医交代（菊地原重朗）
1973		医歯大第1口腔外科から非常勤医
1981	10	清田健司医長赴任。歯科常勤医制
1984	4	常勤歯科医2名
1986	4	歯科衛生士採用
	6	障害者歯科併設
	10	患者モニター装置購入
1987	2	全身麻酔器購入
1990	4	コンピュータ制御歯科治療台購入
		マルチビジョン（口腔内視鏡）購入
1991	10	血中酸素飽和度測定器購入
1997	12	患者モニター装置購入
1998	10	コンピュータ制御歯科治療購入

(清田　健司)

8．麻酔科

　当院における手術時の麻酔は，合併症診療棟開設までは，非常勤の麻酔医が対応していたが，昭和61年からは一名の麻酔認定医(常勤)が行っている。外科，整形外科，脳神経外科の手術，精神科のm-ECTに関わる麻酔が主体であるが，協力が得られにくい患者の検査(CT，アンギオ，内視鏡検査など)には麻酔が必要とされる場合があり，この際はそれぞれの検査室に出張して行っている。平成11年度の年間に施行された全身麻酔は153件，m-ECTの全身麻酔107件，全身麻酔兼硬膜外麻酔83件，脊椎麻酔47件，局所麻酔42件である。m-ECTの件数は前年比40件の増加である。各科医師及び手術室看護婦の協力のもと，円滑に行われている。また，イレウス・穿孔性腹膜炎・出血性胃潰瘍・虫垂炎・硬膜下血腫・骨折など緊急対応を迫られる手術が46件であるが，これまでは定時手術の時間をやりくりしたり，時には2系列で行うなどの工夫で乗り切ってきた。しかし，依頼件数も徐々に増加しており，次第に緊急対応が困難になりつつあるのも事実であるので，麻酔医を含めた手術室スタッフの充実が切望される。

〈麻酔科の歩み〉

年	月	松沢病院の人事，動き
1986	5	新合併症診療棟4階に中央手術室完成。常勤麻酔医採用。(旧本館手術室時代は非常勤で対応)
1993	7	八木　崇外科医長に（麻酔科担当）
1996	5	全身麻酔下でm-ECT開始

(八木　崇)

9. 検査科

松澤病院における検査科の歴史は，他の"一般科"が，昭和56年4月東京都精神科合併症医療事業が正式に発足した以降，80年代前半に内科，外科の他に，整形外科，脳外科，神経内科などの入院病棟が順次開設され，また歯科をはじめ耳鼻科，眼科，産婦人科などの診療が開始されたことに対比し，比較的古い。昭和46年8月31日付の当病院幹部職員名簿に検査科長として小林暉佳（精神科，その後副院長となられ平成3年退職）の名前がみられる。しかし当院の検査科がある程度発展するためには"一般科"の成熟をまたねばならず，当科が発展したのは80年代後半であった。第二代目の検査科長として昭和60年1月1日水谷喜彦が着任し，第三代目の検査科長として平成9年10月1日土谷邦秋が着任した。

松澤病院は，本邦における最古最大の公的精神病院であると同時に，現在では精神症状を主体とする精神・神経疾患の本邦における基幹病院でもある。研究面では，当院が日本・世界の神経病理学に多大な貢献をしてきたことは，当院の在籍者として故大成潔先生（満州医大教授），故林道倫先生（岡山医大教授），故内村祐之先生（東京大学教授），故猪瀬正先生（横浜市立大学教授）などの高名な神経病理学者が検査科の前身である神経病理研究室を基盤として，研究をされたことより明瞭である。

病院の特殊性から，他の都立病院の検査科と比較して，人員配置・予算などにめぐまれないなど種々の問題はあるが，精神科・"一般科"の融和をはかりつつ，サービス業である検査科の使命を果たし，先輩たちの偉大な業績に追いつき，いつかは凌駕することを夢見つつ，今後も精進をかさねてゆきたいと思っている。

〈検査科の歩み〉

年	月	松沢病院の人事，動き
1981		身体合併症事業始まる
1987		新設診療棟にて検査科業務開始
1992	12	検査委員会設置
1993		松沢病院検査科・検査案内作成
1994	3	向精神薬長期服用者の副作用検査（定期検査）開始
1995	7	夜間精神科救急外来に当直医の使用可能な検査機器導入
	12	検査のシステム化にともない，緊急検査の検査結果を自動FAX化
1996	4	MRSA院内感染レポートの資料提供開始
	11	輸血運営委員会設置
1997	3	医療事故予防の手引き／第1版作成
1998	1	検査科にて輸血管理業務ならびに血液製剤の放射線照射業務開始
	5	土谷邦秋検査科医長　日本神経病理学会賞受賞
	6	向精神薬長期服用者の副作用検査に心電図検査を加えフローアップ開始
1999	3	検査・輸血・放射線委員会設置
	4	医療事故予防の手引き／第2版作成
	10	災害対策用ポータブル血液分析装置配備

（土谷　邦秋）

Ⅲ. 社会復帰活動の歩み

1. はじめに

　松沢病院のリハビリテーションは長い歴史をもつ。創生期の歴史は最小限にとどめ，①リハビリテーション棟の建設の経過，および，②その後現在に至るまでのリハビリテーション活動の経緯をまとめたい。

2. 松沢病院における創生期の精神科リハビリテーション

　松沢病院の精神科リハビリテーションの源流は呉秀三に遡ることができる。呉が著した「精神病学集要前編続第一版，治法通論」（1894年）には作業の治療的意義が述べられているが，その実践は1901年に巣鴨病院女子病棟内に裁縫室が2つ出来たのが始まりとされる。その翌年には草取り作業，数年後には農業，園芸，牧畜の各部が設けられた。周知のように呉による大正8年（1919年）の現在地への病院移転は先進諸国に比肩する病院建設を目標に，患者1人に100坪の土地を確保して作業療法を積極的に展開することを企図したものであった。大正8年（1919年）から作業療法を担当した加藤普佐次郎は作業治療専任看護長の前田則三の協力を得て開放的処遇の一環として屋外作業を率先して実施した。築山の工事は大正10年（1921年）7月から開始され，1923年の関東大震災で築山の一部が崩れたが，開始後約4年を経た1925年に完成した。それが現在も残る加藤山と将軍池である。昭和3年には初代の作業医長に菅修が就任し人道的処遇としての作業療法の発展に努力したが，戦争の深刻化とともに困難となっていった。

　戦後の松沢病院における作業療法の復活は昭和24年（1949年）から作業医長を担当した石川準子に始まる。昭和30年（1955年）前後に盛んになった作業療法は，狭義の「働き療法」から，生活指導や遊びを含む「働きかけ」に広がり，慢性分裂病患者の処遇の開放化とむすびつけて熱心に取り組まれた。こうした中で横井晋が作業医長に就任しアフターケア委員会が組織された。詫摩によれば昭和30年当時，40数名の従業員と280余名の外部作業患者，150名の室内作業患者を擁し，外部作業（室外作業）としては，農業1部（従業員3，患者20名。畑3000坪，田1700坪，竹林200坪），農業2部（従業員3，患者26名。畑1800坪，田1000坪），畜産部（従業員2，患者22名。牛2頭，豚15頭，鶏300羽），園芸部（従業員3，患者33名）など約20の部があり，農業1・2部の1年間の収穫は米60俵，馬鈴薯・胡瓜1400貫，キャベツ800貫にのぼり，年間退院患者241名のうち96名（約60％）が作業療法をうけて退院したとされる。昭和40年（1965年）頃には院外で働く患者が増え，就職退院を果たした患者が多数にのぼった。この経験が社会復帰病棟の開設と，世田谷リハビリテーションセンター（後の中部総合精神保健福祉センター）の開設につながったわけである。こうしたリハビリテーション活動の成果は，昭和46年（1971年）に江副勉編集による「精神科リハビリテーション」の著作にまとめられた。これは精神科リハビリテーション

の経験を集大成したわが国における最初の著作として画期的な意義を持つものであった。

　こうした戦後の松沢病院における作業療法と精神科リハビリテーションの隆盛は，昭和30年代から導入された抗精神病薬により作業療法への導入と開放処遇がより容易になったこと，入院中心から地域中心への移行が展望されるようになってきた医療的・社会的状況の変化に対応したものと考えられる。しかし，一方では，昭和41年（1966年）の作業療法士の国家資格化を契機に，折からの全国的な学園紛争の嵐の中で，精神神経学会が従来の作業療法が画一的で患者の使役となっていると批判してこの国家資格化に反対するなど困難な状況も生まれた。

3．リハビリテーション棟の建設の経過

　リハビリテーション棟の建設はA棟～E棟という名称の与えられた現在の病棟群の建設計画に出発点がある。昭和31年（1956年）ころから医局では改築の議論が行われていたが，昭和33年（1958年）に松沢病院の移転運動が起き，それに対して病院側により移転反対の運動が行われた。こうした中で昭和34年（1959年）11月に都衛生局病院整備委員会は現在地で改築の方針を決定した。昭和37年2月に改築第一期予算が認められ，10月に改築くわ入れが行われた。松沢病院が当時作製した「第一期改築工事並年次計画」によれば，第1期工事はC棟の一部，第2期はC棟の一部とサービス棟。第3期がB棟群で，第4期はD棟群とE棟群。第5期がA棟群となっている。これらの病棟群の中央に「中心施設」と名付けられた4,059㎡のものがある。昭和43年（1968年）11月にD棟群が開棟し，同年「都中期計画」が発表され松沢病院本館改築の計画が明らかにされ，昭和48年3月にこれが完成した。E棟が竣工したのは昭和53年である。

　松沢病院におけるリハビリテーションのあり方については，都衛生局長の依頼により「松沢病院運営整備調査会」（会長　島薗安雄）が設けられ検討が行われた。この調査会は，昭和57年（1982年）9月に中間のまとめとして「松沢病院におけるリハビリテーションのあり方」を，昭和58年3月に最終のまとめとして「松沢病院の課題と今後の方向」を報告した。この報告ではリハビリテーションの充実が重要な柱の1つとなっており，次の事項を整備すべきことが指摘された。

1．リハビリテーション体系の確立
　　入院治療開始から，退院・社会復帰に至るまで，患者の疾病，症状の段階に応じた一貫した病院リハビリテーションの体系を確立していくべきである。
2．リハビリテーション組織の整備
　　社会復帰機能を効果的に行い得るようリハビリテーション組織の整備を行うべきである。
3．リハビリテーション施設の整備
　　1の目的を果たすうえで，必要となる施設の整備を行うべきである。
4．デイ・ケア・センターの設置
　　東京都地方精神衛生審議会からの提言もあり，院内デイ・ケアを実施すべきである。さらに，必要な施設の整備を行うべきである。

5．スタッフの充実

職員の効率的配置を考慮しつつ，医師，看護者とともに作業療法士，理学療法士，精神科ソーシャルワーカー，臨床心理士等のスタッフの充実及び研修等の推進に努めるべきである。

この提言を受けて，院内努力により，2の組織については昭和59年（1984年）4月1日にリハビリテーション科が発足し，4のデイ・ケアについては事実上開始した後，昭和59年（1984年）に施設承認を受けた。これらの院内努力が限界に達し，一方でリハビリテーション施設の充実が急務であるとの認識のもとに，「松沢病院リハビリテーション施設建設検討会」（座長 金子嗣郎副院長）が発足し，昭和60年3月に衛生局病院管理部長あて「松沢病院リハビリテーション施設建設について」が報告された。この報告では，『精神科医療の特殊性は，「精神症状の治療」に加えて，精神障害者の持つ「生活障害の治療」が不可欠なことである』とし，生活障害治療に中心的役割を持つものとしてリハビリテーションの役割を明確化している。また，病院内で行うリハビリテーションは「メディカル（医学的）・リハビリテーション中心」であり，病院外の例えば中部総合精神衛生センター（当時）で行うリハビリテーションは「ソーシャル（社会的）・リハビリテーション中心」であるとして，病院内外のリハビリテーションの役割の区別も明確にしている。

院内で行うリハビリテーションの対象者として想定されているのは，①精神症状が重篤あるいは不安定なために入院加療を必要とする患者，②在宅医療も可能であるが精神症状の残存するもの，向精神薬大量服用者，再入院の危険性の大きい者及び外来治療維持に相当の援助を必要とする者，③入院及び外来における身体障害者及び精神身体合併症患者である。①については，退院可能なものに対しては就労支援や地域生活支援，長期在院を余儀なくされる慢性患者や老齢患者に対しては心身機能の維持を目的とすること，②については，デイケアを行うこと，③については，理学療法と作業療法を行うことが述べられている。

こうした計画の背景には，早期退院・社会復帰のためには生活障害に対応したリハビリテーション活動を拡充する必要があること，当時の各部門の「施設の老朽化が著しく，しかも院内に散在していて物理的に連携を阻害し，機能面において著しい弊害をもたらしている」との認識である。リハビリテーション施設中央化のメリットとして，①多様なプログラムの実行性の向上（よりきめ細かいプログラムが可能），②患者の参加促進及び治療効果の向上，②施設利用の効率性の向上，③スタッフ・各部門の機能連携の向上，⑤施設建設面積の増大の防止の5点をあげている。新しい施設で想定されるプログラムが提示され，これらに必要規模として施設面積7,840㎡が試算された。

さらにリハビリテーション施設建設の必要性を具体的に示した「リハビリテーション施設の建設について」という報告書が同年8月に衛生局に提出された。

こうした努力の中で，昭和61年度予算委調査費が認められ，平成元年（1989年）10月にリハビリテーション施設新営工事が着工され，平成3年（1991年）4月に竣工，同年6月から本格的に開

業となった。

　リハビリテーション棟はキャンパスのほぼ中央に芝生の中庭をはさんで向かい合うリハ棟本館（延床面積4,367㎡）と体育館・プール棟の2棟の建物からなり，この種の施設としてはその設備と規模において他に類を見ないものである。本館は2階建てで，1階部分にはスタッフ室，討議室および精神科作業療法，レクリエーション部門が，2階部分には理学療法，身体障害作業療法，言語療法の身体部門と精神科デイケアが入っている。

　平成6年（1994年）にはリハビリテーション総合施設としての承認も受け，理学療法士が増員され，現在のリハビリテーション科の定員は，医長1名，作業療法士12名，作業指導員5名，理学療法士5名，言語療法士1名，レクリエーション指導員1名であり，これに非常勤職員が常時5〜6名加わる。さらに非常勤講師約20名が実技指導にあたっている。

4．新施設開設による変化とリハビリテーションの現状

　以上のように新しいリハビリテーション棟の建設は画期的なものであったが，これが開設されて約10年が経過した。この段階で，この新施設開設によってどのような変化がもたらされたか，そして当院におけるリハビリテーションの現状と課題を整理しておくことは意義のあることであろう。

　リハビリテーション棟の開設の目的は，従来から行われてきた医学的リハビリテーションを飛躍的に発展させることであり，その内容は，長期在院患者の心身機能の低下防止，退院の期待できる患者の退院促進・在院期間の短縮化，身体合併症患者のリハビリテーションにおいてより高度なリハビリテーション医療を提供することであった。新施設開設後は従来のプログラムに加えて，社会生活技能訓練（SST）や家族教室が行われ，平成5年（1993年）に「仕事相談室」を開設して公共職業安定所とも連携して職業リハビリテーション活動が行われるなどの発展があるが，ここでは新施設開設の目的に照らしてリハビリテーション活動の変化と現状をまとめることとしたい。

　　（1）　リハビリテーション科の各部門の変化と現状

　現在のリハビリテーション科の組織は，①精神科作業療法部門，②身体障害作業療法部門，③理学療法部門，④言語療法部門，⑤レクリエーション部門，⑥仕事相談室，および，⑦精神科デイケア部門からなる。

　リハビリテーションの開設によって，これまで各病棟で分散して行われていたリハビリテーション活動が集中的に実施されることになったが，これによってスタッフ配置が効率的に行えるようになり，作業療法士，理学療法士等の専門家によりリハビリテーションが実施される条件が整い，診療報酬のうえでもそれに対応した成果が得られるようになった。精神科作業療法部門は，現在は，自然班（旧屋外作業班），室内チーム（集団療法室1〜3），印刷班（ワープロ），陶芸，小グループ，仕事相談室のほか，病棟派遣（老人病棟，アルコール病棟）により構成されて

いる。このうち自然班は，園芸Ⅰ班，Ⅱ班，Ⅲ班，動物飼育班の4つに分かれていたものを平成5年2月にまとめたものである。自然作業は松沢病院の豊かな自然を活かして実施される特色のあるものであるが，園芸や栽培，動物飼育などの特殊技能を持つ作業員の定年退職により，また患者の高齢化・重症化やライフスタイルの変化（園芸や農作業の経験者の減少）などにより，次第に種目が縮小される傾向にあるのは残念なことである。しかし，担当者の努力によって，作業内容を固定するのでなく，患者の好みや状態，天候に合わせて，その日の作業種目を工夫するなど柔軟に実施されるようになっていることは，自然作業の新しい可能性を感じさせるものである。室内チームでは，印刷班（ワープロ），陶芸班のほか，編み物や刺し子などの手芸を行う集団1，籐篭作り，書道，革細工など好みに応じて取り組む集団2，グループワークを中心とした集団3がある。平成12年（2000年）4月に改革が行われ，従来の軽作業的なものを減らし，より個々の患者の問題や関心に対応した集団療法的色彩を強めるプログラムに変化した。

　理学療法の対象は，脳血管障害17%，骨折17%，変形性関節症9%で，そのうち精神疾患を有する患者は62%にのぼる。治療内容は理学療法士が直接患者に治療を施す運動療法（治療体操）が中心となっている。高齢化と障害の重複化の時代を迎えて理学療法の役割はますます大きくなっているが，リハビリテーション棟開設により，施設と専門スタッフが整備されて理学療法が本格的に実施されるようになったことは大きな意義がある。

　言語療法部門はリハビリテーション棟の開設にともない，平成3年（1991年）に新たにリハビリテーション科に設けられた。脳血管障害や頭部外傷によって生ずる失語症などの高次大脳機能障害や構音障害の改善を目的とした訓練と評価を実施している。アルコール依存症の既往を持つ患者が脳梗塞や頭部外傷などの合併症を併発し，高次大脳機能障害のために訓練と評価を受ける例が増加している。

　レクリエーション部門は歴史が長いが，昭和36年にレク委員会が発足し中央レクの体制が作られた。リハビリテーション棟の開設により，レク活動は体育館やプールなどの施設を中心に活発な活動を展開して現在に至っている。盆踊り，運動会，ゲーム大会，合唱祭などの全病院をあげての行事が取り組まれている。

　仕事相談室は平成5年（1993年）に非常勤職員1名が配置されスタートした。仕事につきたいという患者の希望は強いので，仕事相談室を訪れる患者は多い。渋谷職安との連携のもとにパートなどの仕事探しを支援しているが，実際には病状や作業能力のために一般就労にむすびつく患者は少なく，共同作業所で仕事をするのがやっとという患者も多い。援助付き雇用などで精神障害を持つ患者を受け入れて雇用してくれる事業所を開拓することが課題である。

　精神科デイケアは，昭和50年（1975年）にPSWの支援により発足した外来ソーシャルクラブをもとに，昭和58年（1983年）8月にデイケア基準に即して組織改編が行われ設立された。翌年6月から診療報酬の取り扱いが開始され，昭和62年（1987年）から施設基準が大規模に変更され，リハビリテーション棟開設に伴い，その2階に活動場所が移動された。平成10年（1998年）

から1日増やして週5日開催となり，平成12年9月から昼食を提供するようになり現在に至っている。退院後の病状不安定な患者も多く含まれるデイケアであるが，メンバーが自分たちで計画を立てる「トライアル」など自主性を育てる運営が工夫されている。

(2) リハビリテーション活動の課題と展望

以上のように画期的な広さと設備を有するリハビリテーション棟の開設により，当院のリハビリテーション活動は大きく前進した。また，時代の変化の中で，実施されるリハビリテーション活動の内容は，従来の「働き療法」から，個別性を重視し，それぞれの病状と生活障害，社会復帰・社会参加の目標に対応した本来の意味での「リハビリテーション療法」の方向に前進した。今後解決をはかるべき課題として下記のものがある。

①病棟治療活動と連携した個別の目標にもとづくリハビリテーション活動

リハビリテーション活動の中央化によって，各病棟から多数の患者がリハビリテーション棟に参加してくることになったが，その結果，作業療法士がより多数の患者を担当することになり，かならずしも個別のニーズへの対応が十分に行われているとは言い難い状況がある。これは精神科作業療法については1作業療法士当たり一度に25名の患者に対応という現在の診療報酬にも問題のあることであるが，病棟で行われている治療活動とリハビリテーション活動をむすびつけ，個別の治療目標の実現を作業の中で追求していくためには特別な努力が要請されている。そのために評価や治療計画策定を病棟とリハビリテーション科スタッフが共同で行ったり，情報交換を密にするなどの対策が必要である。

②患者の高齢化，病状・生活障害の高度化・重複化が進行していることへの対応

当院においても在院患者の高齢化が進み，精神科入院患者の中にも車椅子を使用する患者が増えるなど，障害の重複化・高度化が進んでいる。そのため，自力でリハビリテーション棟に来ることのできない患者が増加している。リハビリテーション棟に来られない患者に対しては，各病棟に作業療法士が訪問して作業療法を実施すること，リハビリテーションに来られるようにするための訓練や支援を行うことなどの対策が求められている。

③患者の多様化したニーズへの対応

社会参加への個々の患者のニーズが高まっているが，その端的な表れが働くことへの期待である。このために仕事相談室が開設されたが，折からの長びく不況の中で，協力事業所の開拓は進んでいない。精神科リハビリテーションの意義を理解して雇用してくれる事業所を広げることが必要である。また，患者の職場適応能力を評価し，不足な部分を改善するためのトレーニングのシステム，就労を支援するジョブ・コーチの人材の養成と確保が課題である。

自立した地域生活を送れるようにするためには，良好な対人関係を保つなどの社会生活能力の向上や，服薬自己管理などの疾病の自己管理の技能の習得が必要であるが，現在のリハビリテーション棟のプログラムではこうした要請に十分に対応できていない。そこで，病棟やデイケアなどとの協力と分担のもとで，プログラムの中に社会生活技能訓練（SST）を導入するなどの工夫

が必要であろう。

〈社会復帰部門の歩み〉

年	月	松沢病院の人事，動き
1902		音楽会開催
		作業治療開始
		構外運動，外出許可
1921	7	築山工事開始（7.18）
1923	7	「松の緑」（患者誌）発行（7.1）
1925	3	築山工事完成
1928	11	第1回院内作品展覧会開催（11.7）
1929		演劇部復活
1930	5	第1回運動会開催
1931		印刷作業開始（5.26）
		第1回相撲大会開催
		作業患者　1日平均200人
1932		第1回野球大会，第1回盆踊り大会開催
1933		卓球大会開催
		「松の緑」活版となる
1934	8	女子外部掃除作業開始（8.13）
		女子運動場完成
	10	文藝春秋対抗野球試合（10.5）
	11	病棟対抗野球リーグ戦開始
		松沢音頭出来る
1937		木炭作業始める
1939		毎土曜院内放送ドラマその他
1940	12	紀元二千六百年奉祝演劇大会（12.9）
		患者も食糧増産へ
1941	9	院内の空地開墾開始
1943		東京都立松沢病院歌制定（斎藤茂吉選詞・湯浅永年作曲）
	9	大講堂落成（封筒作業場兼用）
		こけらおとし（演劇部）
		内村院長以下職員，患者等井の頭公園へ根っこ掘り開始
		防空壕づくり　配給米（乾燥野菜，どんぐり粉混合）
1946		内村院長提唱により患者慰安演劇大会復活
		構外散歩，盆踊り等治療の年中行事も逐次復活
1949		元教育治療部復活のため作業科図書部をつくる
1950	6	娯楽室開場記念会（旧封筒工作場）（6.15）
1952	3	「働きかけ」「遊び治療」開始
1957	2	第1回定例患者大会（2.1）
1959		アフターケア委員会発足
1960	6	栄養教室（料理教室）開始（6.26）
	8	関東地区レクリエーション大会（於　運動場）（8.15）
1961		レクリエーション委員会発足
1962	1	「レク委員会ニュース」発行（レク委員会，自治懇話会）
1963		映画「明日のため　松沢病院の記録」

1964	7	サービス棟竣工（7.15）
		アフター・ケア委員会事務室開き（中2病棟）（7.20）
	11	創立85周年記念演芸大会（11.7）ナイト・ホスピタル方式の病棟運営を開始
1965	1	家族会盛大に発足（1.31）
	3	ナイトホスピタル実験（32病棟）
	9	院外集団作業始まる（34病棟）（9.4）
1967		作業奨励手当（第1種32円，第2種24円，第3種16円）対象患者数450人
1970	10	リハビリテーション医療科発足
	10	喫茶店ポピー開店（中2病棟）（10.8）
1972	7	チームナーシングの試み（C36病棟）
1973		ポピー喫茶店新装開店（Cセンター）（7.15）
1974		作業療法の点数化問題おきる
1975		PSWの支援により外来ソーシャルクラブ発足
	10	精神科デイケア研修開始
1978	10	将軍池改修始まる
1983	3	松沢病院運営整備調査会（会長 島薗安雄）「松沢病院の課題と今後の方向」発表。
		リハビリテーション体系の確立を提唱。
		デイケアをデイケア施設基準に合わせて改編
1984	4	リハビリテーション科が発足
		デイケア施設承認
		「松沢病院リハビリテーション施設建設検討会」が発足
1988		大規模デイケアとして施設承認
1991	4	リハビリテーション棟竣工
		言語療法部門の開設
1993		仕事相談室の開設（非常勤職員1名配置
		園芸Ⅰ班，Ⅱ班，Ⅲ班・動物飼育班の4つを自然班に統合
1994		リハビリテーション総合施設として承認。理学療法士増員
1999		デイケア開催日を1日増やして週5日開催
2000	4	紙器班を集団3に改組
	11	デイケア昼食提供を開始

（安西　信雄）

Ⅳ. アルコール・薬物依存症医療の歩み

1. 緒 言

アルコール関連精神障害（以下，アルコール症）の医療は，1999年現在，精神科救急・身体合併症医療・痴呆性老人医療とならぶ，松沢病院における専門医療の1つである。現在は，週2回計5人の医師が担当する専門外来があり，30床で運用できる専門病棟を有している。アルコール症患者は，外来初診患者（年間総数約2200人）の約2割，年間入院者（約2300人）の約1割を占めている。しかし，専門医療としての歴史は比較的浅い。本稿では，(1) 専門医療開始以前，(2) 専門医療創立の過程，(3) 専門医療としての展開，の3期に分けて概略を記す。さらに，アルコール症以外の精神作用物質関連障害（中毒性精神病や薬物依存症等）に対する，松沢病院での医療にも若干触れたい。なお，本稿でも「松沢病院」には，その前身（巣鴨病院等）も含めるものとする。

2. アルコール症専門医療開始まで

1) 松沢移転以前

向ヶ丘時代の在院者に関する統計で，疾患の原因として「飲酒過量」とされた（1881年1-12月東京府癲狂院患者原因別病性比較表．岡田，1981）。また，巣鴨病院当時の統計で，「中酒狂」の項がある（1985年退院患者の病名別および性別．岡田，1981）。これらから，アルコール症患者が比較的早期より入院していたことがうかがえる。治療内容は不明であるが，人数も少なく（前者では5%，後者では退院者の10%），他の精神障害者と同様に処遇されていたものと思われる。

2) 松沢移転後

松沢移転後の受診者の統計では，1925-1927年年報では，1927年入院者321人のうち5人が「中酒性精神病」患者であるとの記載がみられた。

戦後，1953年に日本禁酒同盟の事業として「断酒友の会」が始まり，1958年に高知県のアルコール症患者松村春繁，医師下司孝麿らの活躍により，高知県断酒新生会が始まり，東京にも断酒新生会が始まった。1963年には両者が合体し，全日本断酒連盟（全断連）結成に至った。また，1959年には，兵庫県内武庫川病院を中心にAA（Alcoholic Anonymous）の導入もなされた。1961年に酪酊者防止法が国会で成立し，「アルコール中毒治療センター」の設立が決議された。これを受けて，1963年7月，国立療養所久里浜病院にアルコール症専門病棟が開設された。久里浜病院では，開放病棟で，期限を決めた入院プログラムを施行し，「久里浜方式」と呼ばれる治療体系を展開した。しかし，多くの精神病院では，精神分裂病を中心とする他の疾患の患者と混在した閉鎖処遇のもとで治療を受けており，病棟管理上扱いにくく「一病棟に3人以上は集めるな」といわれ少人数ずつ分散して入院させていたとされる（なだ）。松沢病院でも，1982年まで

アルコール症への専門医療がなされた記録はみられない。

3．アルコール症専門治療の創立へ

日本の経済的発展とともにアルコールの消費量が増加し，アルコール症患者も増加していった。このため専門医療へのニーズが高まっていた。1974年には，前記した兵庫県での導入とは別に，東京でもAAが始められ，地域ケアを支える自助グループとして参加者を増やしていった。1981年末の東京都の地方精神衛生審議会（地精審）答申では「アルコール専門対策」がうたわれた。

1982年2月より衛生局長の諮問により「松沢病院運営整備調査会」（会長：島薗安雄）が開かれ，1983年3月に「都立松沢病院の課題と今後の方向」として報告された。そこでは，専門医療を整備すべき疾患の一つとしてアルコール症が挙げられ，地域の保健所，精神衛生センター，断酒会やAAなどの自助グループとの連携がうたわれた。この間に，松沢病院では1982年4月からアルコール症専門外来（以下，アルコール外来）が2名の医師により始まった。1983年10月から，D-42病棟内でアルコール症の専門治療が始まった。

2）D-42病棟でのアルコール症治療

D-42病棟はもともと男子入院病棟であった。他の疾患の患者と混在であるが，1983年10月から，アルコール症患者を受け入れて当初2ヶ月，その後3ヶ月を期間とする専門治療プログラムを施行した。その内容は，本人による治療の動機付けをもとに，第Ⅰ期治療として解毒を中心とする治療を行い，引き続いて，しらふの自律的な規則正しい生活の再建をめざした第Ⅱ期治療として，ミーティング・作業療法・酒害教室・レクリエーション・錬成歩行を中心とした治療プログラム（アルコール・リハビリテーション・プログラム，略称ARP）を患者自治会による治療共同体的運営で行うもので，「久里浜方式」を原型にしていた。専門病棟開設直前には，48床中30人以上がアルコール症患者であった。

D-42病棟でのアルコール専門治療は，精神分裂病を中心とする他の疾患の患者と同居する病棟での集団処遇のため，相応の困難をともなっていた。たとえば，アルコール症患者が分裂病患者を自分の都合に利用したり，プログラムに参加しない分裂病患者をみてアルコール症患者が「なぜスタッフは俺たちばかりにきびしいのか」と反発したりしたことが報告されている。

しかし，D-42病棟での治療活動の中から，(1) 保健所等の地域資源と連携し，入院患者の治療に関するカンファレンスを地域関係者を積極的に招いて行い，地域の連絡会に松沢病院専門医療関係者が業務として参加する，(2) 1985年以後，患者自治会が雑誌「翔べ松沢」を発行する，(3) 退院者（OBと呼ばれた）の会として「八幡山クラブ」が1987年4月から始まり年2回の総会や諸行事を行うなど，患者のリハビリテーションにおいては今日につながる重要な諸活動が生まれた。

3）アルコール症専門病棟（A-15病棟）の開設へ

1984年には，都の精神衛生対策委員会第三次報告では，「アルコール精神疾患医療体制の整備」が述べられ，これをもとに，1986年末の都アルコール精神疾患医療体制整備検討委員会は「専門病棟の整備」を行うことを報告した。1987年度から，アルコール精神疾患等専門病棟整備費の補助が始まり，都内にアルコール病棟が次々と作られていった。

　石油ショックの影響で一時中止していた松沢病院の改築が再開され，A-15病棟をアルコール病棟として開設することになった。このため，1988年4月，D-42病棟のアルコール症入院患者は，当時使用されていなかった伝染病病棟（16床）に一時移り，1988年10月からA-15病棟をアルコール症治療専門病棟（以下，アルコール病棟）として運用が始められた。都内のアルコール症専門病棟としては，国立武蔵療養所（現在の国立精神・神経センター武蔵病院）に次ぐものであった。

4．アルコール病棟や外来での専門医療の展開
1）通院医療

　アルコール外来は，開設後数年にして1日の受診者が1医師あたり50人を超えることもあり，「担当医が昼食抜きで診療しても終了は午後3時を過ぎる」という状況であった。当初は指定された曜日のみ初診および再来をおこなっていたが，受診希望者が多いことから，1989年度から初診は他の精神科受診者同様とし，初診医の判断で，アルコール外来へ紹介する形式となった。アルコール外来担当医数は2人から増え，現在5人である。1998年10月からアルコール外来初診を予約制とし，初診時に主治医の判断でアルコール外来での治療の適切とされた患者が自らアルコール外来初診を予約する形となった。週5人のアルコール外来初診枠で，年間約230人が新たに受診している。

　通常の外来診療のほかに，水曜の午前に「外来ミーティング」という集団療法を行ってきた。1991年にリハビリテーション棟が完成した後は，その一室を利用して行われている。外来ミーティングはアルコール病棟担当の臨床心理技術職によって運営されてきた。一時は「外来ミーティング」には，水曜日のアルコール外来再来受診者が必ず参加するものとなり，10時30分になると患者がミーティング会場へ行き，その間に外来医はアルコール外来初診者を診察し，11時30分になると再来患者が外来区域に戻ってきて順次再来診察を受けていた。「外来ミーティング」にはA-15病棟入院患者もARP（アルコール症リハビリテーションプログラム）の一部として参加し，退院後も引き続きこのミーティングに参加しやすくしている。女性独自のニーズに応えるため，「外来ミーティング」から分かれて女性患者を対象にした「女性ミーティング」が開かれ，専門病棟のスタッフが運営にあたっている。A-15病棟入院中の女性患者もARPの一貫として参加してきた。

2）A-15病棟での入院医療

　A-15病棟には，松沢病院の他の病棟にみられる窓の鉄格子がなく，ベッドにカーテンおよび

ナースコールがつき，小グループミーティングができる部屋が複数有り，エレベーターによる移動が可能で，当時としては画期的な精神科の病棟であった。保護室2室と個室があったほか，身体合併症への対応のため酸素等の配管もなされている。

入院患者は，都内に女性用のアルコール症専門病床が他に少ないことに配慮し，男女混合病棟とし，女性用の病室を必ず1室（6床分）は確保するものとした。また，当初は解毒期の患者のために1室（6床分）確保していた。医療法上は40床であるが，夜勤看護加算を患者数15:1として設定し30床として運用された。病棟は開放病棟として運用され，断酒中の退院患者が面会手続きをした上で来棟し，在院患者と交流できるようにしてある。

スタッフは，医師2人，看護職16人，病棟作業1人のほか，病棟担当の作業療法士（OT），臨床心理技術職（CP），ソーシャルワーカー（SW）が各1人配置され，OT,CP,SWともアルコール専門医療にほぼ専属的に勤務してきた。なお，一時期は内科医が病棟当番として配置されたこともあった。精神科医は，1人となった時期もあったがおおむね2人が常勤的に配置された。看護職はその後，15人となった。

解毒期間後のプログラムは，D-42病棟のARPを発展させ，小グループミーティングやリハビリテーション棟内での革細工が行われるようになった。金銭管理は原則的には自己管理としている。生活保護受給者では，金銭管理能力を徐々に高めるため，毎週福祉事務所へ自ら出向き1週間分の日用品費を受け取る「福祉外出」をおこなっている。自助グループへの参加を奨励し，3ヶ月の標準的な入院期間のうちに当初15回以上参加するものとされた。病棟内で，毎週1回院内AAが開かれ，諸地域の自助グループから回復途上のアルコール症患者がメッセージを持って参加した。入院期間は，3ヶ月を標準としたが，解毒のみの1週間程度の入院（解毒入院），3ヶ月プログラムを修了し自助グループにほぼ定期的に参加している患者が再発した場合の1ヶ月間の入院も受け入れた。その後，入院期間は3ヶ月を標準とするが特に限定せず，1996年から年末年始，連休，旧盆期などに再発予防のための1-2週間の入院を受け入れるようになった（休息入院）。

精神科病棟や身体合併症病棟がある松沢病院の特質を生かし，それらとの連携が行われた。精神科病棟や合併症病棟に入院した患者が症状の改善の後，A-15病棟に転棟しARPに参加する例がなされた。このような事例では，ARPへの理解と円滑な導入のため，元の病棟に籍をおいたまま，日中ARPに数日間デイゲストとして参加するシステムがとられている。逆に，せん妄の遷延や他の精神疾患を合併している事例の増悪のため精神科病棟に転棟したり，身体合併症の発病や悪化のため合併症病棟に転棟する事例も少なくなかった。アルコール症患者は身体合併症を伴うことが多いため，内科合併症病棟にアルコール症用10床が人員とともに確保されたが，他の疾患の利用者が多いことや，内科とアルコール外来との連携の限界からアルコール症患者用として必ずしも十分機能してはいない。患者をかかえる家族が病気について学び，家族同士が連帯を深めることがアルコール症の治療上重要である。A-15棟では入院患者の家族会を作り，入院中

は家族会のミーティングに参加するように勧めてきた。毎週1回家族会ミーティングがリハビリテーション棟内で開かれ，病棟スタッフが参加し助言している。患者の退院後も，家族は引き続き参加できる。

　地域ケアとの連携が，事例レベルおよび地域機関レベルで活発になされた。入院患者の治療動機付けを高めたり，退院後のケアを検討するため，ケースカンファレンスをおこない，保健所や福祉事務所，児童相談所，社会復帰施設などの地域機関関係者の参加を積極的に進めた。松沢病院の地元の世田谷区では酒害相談事業のケース連絡会が毎月1回開かれ，専門病棟スタッフはこれに参加してきた。また，アルコール外来担当医は世田谷区，新宿区，荒川区等各地の保健所の酒害相談や都立中部総合精神保健福祉センターの家族教育プログラム講師や教員を対象としたアルコール症一次予防研修講師としても取り組んだ。

　2) 1996年のプログラム見直し

　このような専門医療の展開がなされたが，薬物依存症を伴いアルコール症に準じた職員の対応のみでは困難のある患者や，高齢化・身体合併症ないし痴呆を伴うためARPに参加に困難をきたす患者などを含む多様な患者のニーズに対応することが求められるようになった。病床利用率が40床に対して65%程度であったこともプログラム見直しの要因となった。このため，1996年2月から院内にA-15病棟運営検討委員会が設置され，病棟運営の見直しがなされた。同年3月に中間のまとめをおこない，従来通りアルコール症の治療病棟として運営するが，(1) 入院を受け入れる曜日を，従前はアルコール外来のある日に限っていたが，すべての曜日とする，(2) ARPに身体合併症のため参加困難な人のためのレベルを設けて長時間にわたる錬成歩行を廃止する，(3) 解毒部屋6床を廃止し代わりに保護室を個室に改装する，等の病棟構造や運営，プログラム内容に関わる改変がなされた。その結果，1996年度は78%もの病床利用率となった。しかし，職員が身体合併症の処置におわれたり，薬物依存症も伴う患者を受け入れた後患者同士の刃物による抗争事件が発生したりするなどの深刻な問題もみられた。なお，1996年度には，松沢病院病棟等改築基本構想委員会が設立され，アルコール症病棟からは，薬物依存症患者を専門的に治療する体制やアルコールデイケアの開設を要望する報告がなされた。

　3) 1999年のプログラム改正

　1998年度以後，病院の経営改善をはかる委員会（経営委員会）で，A-15病棟の病床利用率の向上が求められ，患者のニーズにさらにこたえるアルコール専門病棟を目指すため，1999年に入りA-15病棟運営検討委員会が再開された。それらの検討を受け，1999年11月から，自治会参加を免除するプログラム参加レベルの設定・錬成歩行の廃止・薬物乱用や高齢者等のニーズ別小グループミーティング・医師回診の導入・心理教育的要素の重視を中心としたプログラム改正を行い，現在に至っている。

5. 薬物依存症等の治療

終戦後，軍の保有していた覚醒剤（ヒロポン）が市中にでまわり多数の乱用者が出現した。これらの中には，自力では乱用を止められない依存症を呈するものや，覚醒剤精神病を呈するものも出現し，重大な犯罪を犯すものも見られた。1951年に覚醒剤取り締まり法が成立した。1954年には精神衛生法が改正され，「覚醒剤の慢性中毒者で精神病状態でない人」（覚醒剤依存症患者）も精神衛生法の対象とされ，その他の取り締まりも強化された。その後覚醒剤乱用は終息し，第一次乱用期とされる。松沢病院にも覚醒剤中毒の患者が多数入院した。後藤によれば，1950年の新入院者562人中29人が覚醒剤中毒者で，1955年まで毎年10人以上入院した。この時期に，覚醒剤精神病に関する臨床実践や研究が活発になされた。

1957年から顕著になったヘロイン乱用の流行後，1963年に麻薬取締法が改正され，同法による措置入院制度が確立された。松沢病院は麻薬取締法上の措置入院を行う病院としては指定されなかった。

その後，1970年代後半から1980年代の第二次乱用期，1990年代半ばの第三次乱用期にも覚醒剤関連精神障害者が多数受診した。この状況を受けて，1997年の地方精神保健審議会では「薬物依存症対策と専門的治療病床の整備」を打ち出した。松沢病院には，現状では薬物依存症専門病床はないが，治療の動機付けのある患者については，A-15病棟である程度受け入れ，増加傾向にある。しかしアルコール症患者と異なる対応を要する（精神病状態を呈しやすい，薬物使用自体が触法行為である，薬物乱用に関連する対人関係のゆがみが著しい等）のため困難を伴うことが多い。

1999年の精神保健福祉法の改正では，第5条で「精神作用物質の急性中毒又はその依存症」を有する者が「精神障害者」に含まれると明示され，「覚醒剤慢性中毒者で精神障害者でない者」への準用条項が廃止された。今後，アルコール症を含めた精神作用物質関連障害患者の治療やリハビリテーションの体制や資源の整備が望まれよう。

6. 今後の課題

今後の松沢病院のアルコール依存症等専門医療の課題として，(1) 幅広い患者のニーズに応えること，(2) 医療技術の進歩に応じた効果ある治療技法の導入，(3) 地域の多機関と連携し松沢病院の資源を有効に活用した専門医療，が挙げられよう。(1) については，必要な設備と人員や機能を整えた上で，薬物依存症を合併する症例に対応できる体制を作ること，他の精神疾患を合併するいわゆる重複診断事例への対応，高齢化社会に対応した身体機能低下を伴う患者への対応が求められよう。

アメリカ精神医学会（APA）は1995年に治療効果に関する研究結果に基づき物質使用障害の治療ガイドラインを発表した。(2) においては，これまでの蓄積を踏まえつつ，我が国でもそれらを積極的に参考にして，我が国に適した形で効果のあがる技法を現場の医療に導入したり，開

発したりすることがのぞまれよう。

（3）については，アルコール症のための専門入院病床と精神科病床，身体合併症，リハビリテーション棟を持つ松沢病院の資源をいかし，近年増加傾向にあるアルコール症のためのクリニックやデイケア，一般科医療機関と連携した医療をさらに強めることが望まれる。

〈文献〉

岡田靖雄：私説松沢病院史．岩崎学術出版，1981.
なだいなだ：アルコール中毒．朝日文庫，1999.
後藤平：慢性覚醒剤中毒長期入院例の臨床－特に分裂病との比較－．精神経誌，163，1960.
松沢病院年報（1970-1998各年度）

〈アルコール部門の歩み〉

年	日	松沢病院の人事，動き
1898		日本禁酒同盟発足
1920		アメリカ禁酒法
1933		アメリカ禁酒法廃止
1935		アメリカにAAはじまる
1950		精神衛生法
1951		覚せい剤取締法
1953		日本禁酒同盟の事業として「断酒友の会」等
1954		精神衛生法改正
		「鏡子ちゃん事件」後，51条を設け，「覚醒剤の慢性中毒者」に準用の条項取締の強化，措置入院増加
1958		高知の松村春繁・下司孝麿の活動，高知県断酒新生会，東京断酒新生会
1959		武庫川病院（兵庫県）医師らがはじめたAAの導入
1961		酩酊者防止法。付帯国会決議にて「アルコール中毒治療センター」
1963		全日本断酒連盟（全断連）
1963		麻薬取締法改正
		同法上の措置入院制度始まる
1963		国立療養所久里浜病院にアルコール専門病棟開設
		「久里浜方式」のはじまり
1974		東京でAAはじまる
1981	12	地精審答申：アルコール専門対策
		D-42での入院医療
1982		松沢病院の運営整備のあり方調査会
1984	3	宇都宮病院事件
1984		都精神衛生対策委員会第三次報告（アルコール精神疾患医療体制）
1985		患者自治会誌「翔べ松沢」創刊
1986	12	東京都アルコール精神疾患医療体制整備検討委員会報告
		アルコール専門病棟の整備等が提唱された
1987	4	アルコール精神疾患等専門病棟整備費補助開始
1987		八幡山クラブ（アルコール症治療プログラム退院者の会）発足
1988		A-15病棟改修しアルコール症治療専門病棟開設
1991		リハビリテーション棟完成。
1996		A-15病棟運営検討委員会。A-15病棟の改修とARP改訂
1998		病棟運営検討委員会を再開。ARP再改訂。
1999		精神保健福祉法改正
		5条「精神作用物質の急性中毒又はその依存症」を有する者が「精神障害者」に。旧44条（覚醒剤慢性中毒者で精神障害者でない者への準用）の廃止

（熊谷　直樹）

Ⅴ．老年精神疾患医療の歩み

1．はじめに

　我が国においては，他国に例を見ない速さで少子高齢化が進んでいる。1998年10月の時点で総人口は1億2650万人，うち老年人口は2050万人，総人口に占める老年人口の割合は16.2％と報告されている。厚生省の推計では2020年には老年人口の割合は25.5％にまで上昇するとされている。さらに，高齢者世帯数は昭和50年と比較し，現在では3倍以上に増加し，なお年々増加傾向にある。東京都ではこのような現状・予想をもとに，特に老年期の痴呆の問題に対して，早くからその医療対策に取り組んできた。

2．東京都の痴呆性老人精神科専門医療事業

　第四次精神衛生対策委員会報告（昭和61年11月26日）において痴呆性老人医療対策の骨子が提言された。その中で痴呆性老人精神科専門病棟の整備が計画され，昭和63年度が事業開始とされた。昭和63年4月，中部総合精神保健センター（現・中部総合精神保健福祉センター）に老人医療相談班が設置された。この班の主たる業務は，痴呆患者が「痴呆性老人精神科専門病棟」へ入院する前に診察を行い，入院の適否を決定する「同病棟調整委員会」へ診察結果を報告することであった。痴呆性老人精神科専門病棟については，事業開始の時点で都立で50床，民間300床が平成5年度までに整備されることとなった。その先陣をきって松沢病院のE-51およびE-52病棟が，平成元年11月27日から正式に機能を開始した。しかし厚生省による専門病棟としての認可は，作業療法士の新規採用が認められなかったために，発足当時はE-51病棟のみが受けることとなった。平成3年度からはE-52病棟に対しても認可が与えられ，当院の痴呆性老人病棟は十全な機能を果たし得るようになった。

　民間病院では平成2年5月に大内病院，桜ヶ丘記念病院，平成3年8月に東京武蔵野病院に各50床が設置された。その後，当初の予定が，平成12年度までに600床の専門病棟設置と修正された。平成6年8月に慈雲堂内科病院，平成7年4月に東京海道病院，平成8年4月に昭和大学付属烏山病院，同年9月に駒木野病院にそれぞれ50床設置され，平成11年度の現在，当院も含め，計400床が確保されている。

　老人医療相談班は，平成3年4月には精神保健センター（現・精神保健福祉センター），また平成11年4月には多摩精神保健センター（現・多摩精神保健福祉センター）に設置され，活動が行われている。当初は老人医療相談班が痴呆性老人を診察し，専門病棟への入院の適否を同病棟調整委員会に諮問する形式をとっていたが，この方式では入院の決定までに時間を要することから，現在では相談班の紹介などに基づき，患者が当院の老人専門外来を直接受診し，必要に応じて入院し，その後調整委員会に報告を行うというシステムに移行している。

3．老人外来と老人病棟

1) 痴呆専門外来

　平成元年5月22日から，痴呆性老人専門外来が開始されている。当初は週2単位で各単位2名の予約制で行っていたが，患者数の増加にともない，平成2年11月から週3単位，各単位2～3名へと変更された。予約・問い合わせの管理は痴呆専門病棟担当SW（ソーシャルワーカー）が，予診はCP（臨床心理士）が担当し，痴呆性病棟担当医師の診察時にも同席している。また，再来患者の増加にともない，平成3年7月から老人外来担当医の外来が専門外来として独立した。老人専門外来は痴呆性疾患を有する高齢者の新患患者が対象であり，来院経路は保健所・福祉事務所からの紹介，老人医療相談班が自宅訪問したケース，個人来院，他院や施設に在院・在所中のケースなどさまざまである。

　平成元年の開設年には男性22名，女性43名の受診であったが，翌々年の平成3年には男性85名，女性159名，計244名となり，以後は平成10年度まで年間230から280名程度の受診がある。平成6，7年度2年間の総外来患者の調査では，男性の平均年齢は76.9歳，女性の平均年齢は79.2歳であった。受診年代で多いのは，80歳代，70歳代，60歳代，90歳代，50歳代の順であった。平成元年から10年度まで，痴呆専門外来を受診した延べ患者は男性889名，女性1361名で，計2250名を数える。受診の目的も，入院も含めた問題行動の治療のみならず，家族が確定診断を求めて来院するケース，特別養護老人ホームやショートステイを申し込むための健康診断書作成のため来院するケースなど多岐にわたるのが特徴である。在宅介護のための地域サービスの紹介も積極的に行っている。平成12年度から始まる介護保健にそなえ，平成11年後半期は意見書の提出のため受診するケースも目立った。開設以来，痴呆専門外来は痴呆疾患の診断，問題行動の薬物治療，家族に対する支持・援助に大きな役割を果たしてきた。外来患者の診断では，アルツハイマー型老年痴呆，血管性痴呆がそのほとんどを占めるが，専門外来の性質上，問題行動を伴う初老期痴呆患者の受診比率も高い。また糖尿病・白内障・高血圧など何らかの身体的合併症を持った症例が多く，他科からも多大な協力を得ている。

2) 老人痴呆病棟

　スタッフの定数は，E-51，E-52病棟それぞれに精神科医1名，看護婦（士）19名（片3体制），CP，OT（作業療法士），病棟作業員が各1名，SWが2病棟に対して専属で1名配置されている。外来での診療からSW，CPが関わり，入院後の担当看護者を中心に全職種の職員がそろって定期的にカンファレンスを行い，治療の方針，経過を確認し，退院の流れを円滑にしている。また看護者は患者の生活の援助とともに家族に対して介護の指導と精神的な支持を，OTは患者に対する作業療法と看護スタッフに対する専門的なアドバイスを，そしてCPは患者の心理テストのほか，週1回の集団療法をそれぞれ行う。SWは家族の相談を受け，医療機関との連絡や紹介を行い，退院後の介護のための援助をしている。

　入院の対象となる患者は，痴呆性疾患があり，興奮，せん妄，暴力，妄想，幻覚といった痴呆

による問題行動の著しい患者であり，たとえ痴呆は重度であっても問題行動の認められない場合には，原則として入院の対象とはならない。

　平成元年の開設から平成10年度まで延べの入院患者は1271名（男性596名，女性675名）である。平成6，7年度2年間の総入院患者の調査では，男性の平均年齢は75.9歳，女性の平均年齢は78.2歳であった。入院した年代で多いのは，70歳代，80歳代，60歳代，90歳代，50歳代の順であった。50歳代では入院患者の50%がアルツハイマー病（初老期発症）であり，また70歳代以降ではアルツハイマー型痴呆が過半数を超え，高齢になるほどその割合は増加し，90歳代では67%に達していた。開設当初はアルツハイマー型痴呆に比し血管性痴呆が多かったが，平成5年頃からその比率が逆転し，ここ4年間ほどは，アルツハイマー型痴呆の診断が血管性痴呆の2倍から3倍になっている。開設後今日までの10年間の延べ入院患者の診断割合ではアルツハイマー病やピック病に代表される初老期痴呆が9%，アルツハイマー型老年痴呆が38%，血管性痴呆が25%，神経疾患やせん妄などその他の疾患が12%となっている。

　退院後の転帰については開設当初の3年間は自宅退院率が30%を越えていたが，平成7年頃から自宅退院率が低下し，ここ3年間は10%前後となっている。この理由として，近年の単身生活者の入院の増加があげられる。専門病棟の中では唯一の公立病院ということもあり，単身者に痴呆が顕在化した場合，福祉事務所や保健所，また老人医療相談班を経由して入院を依頼されるケースが増えている。そのような場合，身近に付き添える人がいないため，緊急性を要するケースが多くベッド確保に苦労する場合も認められる。

4．今後の課題

　非常なスピードで高齢化が進んでいる我が国においては，痴呆の問題は今後より重要性を持つものと思われる。その対策の一つとして平成12年度より，新たに介護保険がスタートし，今後の老人医療に少なからぬ影響を与えそうである。松沢病院の痴呆性老人精神科専門医療は，東京都の老人医療の一翼を担っているが，初老期痴呆などの若年発症の痴呆患者に対する支援，重篤な身体合併症を持つ在宅痴呆老人の問題，高齢単身者の問題，いわゆる老年精神病患者の問題など，まだ未解決で整備の急がれる問題は多く，今後も行政と臨床が一致協力して活動していくことが重要と思われる。

　　　　　　　　　　　　　　　　　　　　　　　　　　　　　　　　　　　（入谷　修司）

4. 研究室の歩み

I. 心理室でカジカをきく（現・第1研究室）

梅ヶ丘病院　元院長　**藤原　豪**

　私が松沢病院の医局へ入局したのは，昭和27年の初夏の頃でした。その年の5月の連休に国家試験を受けたのですが，試験の初日あの血のメーデー事件がおきました。それで少しぼけてきた今日でも昭和27年は忘れないのです。

　入局の当日も西3病棟で患者さんが自分のベットをこわし，ベットの足をふるって他の患者さんや看護士さんを殴り，そのため数名の負傷者と死者も出るという大事件がおこりました。私はすぐ手術室に連れてゆかれ，すぐ手を洗い開頭術の助手をさせられました。まるで戦場のようなさわぎでした。大声でどなったりしていたのが犬上先生だとあとで知りました。混乱の幕開けでした。

　その日の午後林院長，猪瀬副院長に挨拶にゆき，とりあえず新井尚賢先生について指導を受けるように言われ心理室につれてゆかれました。心理室では入口の右側に机をもらいました。当時，心理室には窓に向かって机が並び，私の隣が広瀬貞雄先生，その次が詫摩武元先生，その隣に藤野一二子さんという心理室の事務をする小母さん，次に新井尚賢先生，となりに後藤彰夫先生がいました。私はこのふるいガタガタの木の机に研究生として2年，正式の医局員として5年座っていました。その7年間に詫摩先生が副院長室へ，その後梅ヶ丘へうつり，新井先生が東邦医大へ，後藤先生が自衛隊中央病院へ，広瀬先生が日本医大へうつりました。そのあとには中田修先生，高臣武史先生，市場和男先生，そのあと吉岡眞二先生が入ってきました。私のすぐあとから蜂矢英彦先生が研究生で来られたがすぐ脳波室へうつりました。研究生としては，新井俊一先生，後藤平先生，石島徳太郎先生，稲村俊雄先生，田口孝源先生，山上龍太郎先生が入ってきました。

　心理室がいつ頃から独立したのかよくわかりません。おそらく巣鴨病院から松沢へ引っ越したときに研究室から分離したと思われます。三宅鑛一先生，後には村松常雄先生などが心理室の大先輩であったことは明らかですが，そのあと誰が心理室に机を持っていたかは定かではありませ

ん。奥田三郎先生の「精神分裂病の欠陥像について」(精神経誌46, 1942)や，阿部良男先生の「本邦人に於ける混合精神病の研究」(精神経誌48, 1944)などは心理室の先輩の大きな業績でありましょう。これより先1931年には村松常雄先生が第30回総会で宿題報告「心理学的プロフィルの臨床診断上の価値」を行っています。その基礎データはここ心理室でまとめられたものと思われます。私個人としては1940年代39回総会に報告された，村松その他による「東京市内浮浪者乞食の精神医学的調査」は，この分野で唯一の資料として大いに刺激をうけ参考にさせてもらいました。吉益脩夫先生も終戦前後に心理室においでになったと思われます。

　私が心理室に行った頃には詫摩先生はすでにクラーゲスの性格学の抄読会を毎週やっておりました。心理室全員が部屋の中央の丸テーブルを囲み参加し，時々脳波室の五十嵐新先生も加わることがありました。私もロータッケルから原本を取りよせてもらいわからないまま末席にかしこまっていました。あとで岩波書店から出版された千谷先生と詫摩先生翻訳の「性格学」を読みましたが，ドイツ語より更に難解で，十分理解できませんでした。当時は新井先生が「意志薄弱の研究」(精神経誌54, 6号)，広瀬先生が「ロボトミー後の人格像について」(同56, 4号)，後藤先生が「日本脳炎の長期予後の研究」(同59, 3号)の論文のまとめに入っていました。あとから転入された中田先生もすでに「放火人の犯罪心理学的研究」(家庭裁判所月報5巻67号)を完成されていたし，高臣先生も「精神分裂病のコトバ」(精神経誌56, 4号)をまとめておられました。私共研究生はそういった各先生のしっかりした目的を持った研究への熱意と緊張感から刺激をうけたものでした。

　私は新井先生から西4病棟で実にいろいろなことを教えられました。当時は抗精神病薬はまだなく，電気ショック療法，インシュリンショック療法などのショック療法が中心でした。持続睡眠やマラリアによる発熱療法も経験しました。先生は私に臨床に必要な最低限の経験をさせるためカルジアゾールによるショック療法も実施してくれました。西4病棟にはむかし水治療法(持続浴)のために使った水槽が残っていました。ある日一緒に回診していた先生は「そうだ，A君にこれをやってみよう」と言って覚醒剤中毒で興奮の続いていた患者Aさんに水治療法を試みたことがありました。浴槽に体温より少し低い温水をはり，患者さんを1日中入れておく，トイレ以外は食事も水槽の中でとらせるのです。2日間で落ち着いたのをみて「思ったより効果があるもんだな」と感心していました。これが本邦最後の水治療法だったと思います。先生にはまたいろいろの所に連れて行かれました。御自宅はもとより，当時欧米をまわって帰ったばかりの樋口幸吉先生のいた東京医療少年院，女子の愛光学園，東邦医大，開業していた諏訪敬三郎先生の医院，幸手の東武病院などです。あとになって諏訪先生には戦中の国府台病院のことなど聞いておけばよかったと残念に思います。ある晩新井先生が心理室に外語大卒の患者さんを呼んで英文抄録をみてもらっていたことがありました。仕事が終わって患者さんを病棟まで一人で帰しました。ドアを出るときその患者さんは英語で何か言いました。新井先生は軽くウンウンといって送り出しました。そのとき私もドアのそばの机に座っていたのですが，何を言ったかは聞こえなか

ったのです。しばらくたって病棟からまだ患者が帰ってこないと連絡があり，無断出院したことが判明しました。しばらくたって保護された患者さんは「あの時，今から逃走しますといったんです」という。大笑いになったことでした。更にその後スキーに行っていた看護士のグループが上越の駅でこの患者と会っていたことが判りました。みんな患者が退院して遊びに来ているものと思い笑いながら手を振って別れたということでした。のんびりした時代でした。

　新井先生のほか心理室ではお隣に座っていた広瀬先生にも大きな影響をうけました。先生からは臨床的なことよりほかに教えられることが多かったと思います。歌舞伎のことなど，とくに15代羽左衛門のことなどびっくりするようなことまで御存知でした。当直の夜など随分話がはずみました。私は学生時代から東劇に通っていたし，三越劇場や戦後の寿座などにも行っていましたので話が合いました。しかし羽左衛門がフランスに滞在していて，1週間で歯を全部抜いて総入れ歯にしたこととか，虎ノ門の龍医院の隣に住んでいたことなど，私の知らないこともたくさん教えてもらいました。尾上鯉三郎，河原崎権十郎，中村歌右衛門，河原崎国太郎などの話は面白く夜の更けるのを忘れました。歌右衛門がはじめて訪ソするとき，踊りの後見をしていた役者が，うつ病になり広瀬先生が処方した抗不安剤で何とかきりぬけたことがありました。歌右衛門の踊りには必ず引きぬきがありこの人が後見でないと全く踊りにならないというのです。このときは広瀬先生に連れられ歌舞伎座の大部屋に往診に行ったことを覚えています。初めてみる大部屋は平素舞台でしかみていない人たちが並んで鏡台にむかっているのはめずらしいと言うより異様な感じでした。丁度そこへ九朗衛門が入ってきました。六代目菊五郎の実子という重圧に耐えきれず，後に歌舞伎の世界から逃出してアメリカに行ってしまうような影はなかったのですが。

　広瀬先生は映画のことでも相談を受けることが多く，一度「赤線地帯」という大映の映画の最後のところで三益愛子が気が狂い救急車にのる場面をみてくれというので私も先生の後について行ったことがありました。お女郎さんの恰好をした京マチ子，若尾文子，木暮実千代，三益愛子といった大女優がずらりとそろっていました。ところが川上某という若い新人女優が田舎出の娘の役で，初めて親子丼をたべるシーンがあり，「いただきます」という場面をとっていたのですが，あの有名な溝口健二監督は首をたてにふらないのです。何度いただきますと言ってもだめ，とうとう3〜4時間待っても進行せず帰ってきました。映画の世界の厳しさをみせつけられました。

　詫摩先生からは，梅ヶ丘へ移ってからいろいろ指導を受けました。

　昭和27年秋頃から，私は立津政順先生と後藤彰夫先生の覚醒剤中毒の調査研究に入れていただき，週に2〜3回都内の精神病院，少年院，刑務所，上野の一斉収容のホームレスのテントなどの覚醒剤患者の診察に出かけることになり俄にいそがしくなりました。これが私の上野―浅草―山谷の研究につながっていったのです。

　心理室で忘れてはならない人に藤野一二子さんがいます。当時松沢には心理職というものはありませんでした。藤野さんも事務職で心理室に配置されてから心理検査などを教えられ，実地の

訓練をうけたと思われます。心理室の先輩として，大平さんという有名人がいて三宅先生の原稿の清書などしていたと思います。後に東大脳研，柏初石病院の事務長もした人です。藤野さんはおそらく大平さんや村松先生あたりから指導をうけたものと思われます。

　知能検査（ビネー，脳研式），記銘力検査，作業検査（クレペリン－内田），ロールシャッハテスト，矢田部―ギルフォード，文章完成テストなどを実施してくれました。精神鑑定の時にはテストから鑑定書の清書まで全部引きうけてくれました。林院長の鑑定書など殆ど全部手がけたと思います。心理室の事務的なこと以外雑用も引き受けていました。朝出勤すると部屋の掃除からお茶の用意まで，冬はストーブに火をつけ，夏はムギ茶をつくって水道でひやす（冷蔵庫はなかった，当時あったのは丸いテーブルと巣鴨から引っ越してきた頃からあったという手巻きの柱時計だけでした）。思い出すのが冬，風がつよい日ストーブになかなか火がつかず，煙突から風が逆流して，心理室は煙で一杯になり，座っていられなくなりました。皆逃げ出して医局へ避難します。とうとう火を消してしまうこともありました。心理室には机のおいてある部室の隣に同じ広さの部屋がありました。検査用紙や検査器具，古い文書の入った戸棚がありました。その戸棚に「松の緑」の全巻がそろっていました。また私がたまたま古いノートをみたところそれは精神病者救治会の理事会の記録で無料の診察券などがはさまれていました。このノートを梅ヶ丘に移ってから一度さがしに行ったのですが見当たりませんでした。戸棚には野村章恒先生の作られたスライドもたくさんありました。戸棚のほかたたみ一枚ほどの大きさの机がありました。村松先生が使われていたのだと申しますが，藤野さんはこの机で心理検査をしておりました。後になり，ベットが一つそなえつけられました。おかげで私はこのベットで泊まることができるようになりました。ひところ私専用の形になりました。当時公舎に住んでいた先生方は5時で帰宅し夕食をすませて7時頃また出てきて勉強される方がほとんどでした。夜1－2時頃まで各研究室には明かりがついていました。心理室と向かい合って研究室の窓がみえました。夜2時頃まで「研究室の灯が消えるまで」頑張ろうと思っていると電話がなり，横井先生の声で「コーヒーが入りましたよ」とさそわれます。研究室へ伺うと必ず猪瀬，立津，横井の三先生が当時まだめずらしかったコーヒーを入れてまっていて下さいました。なつかしい思い出です。藤野さんが定年でやめてから高杉さんが心理職としてはじめて心理室へ入ってきました。当時忘れられない人として，ウイリアム　コーディルさんがいます。どういう経路で心理室にあらわれたのか私は知りません。多いときには1週2-3回やってきました。私もたのまれて数例のケースをまとめてあげたこともありました。心理室の興味はむしろコーディルさんよりその頃通訳として一緒に来ていた永井夫人（さきごろ亡くなったもと文部大臣の永井さんの奥さん）のことで，「そのうち結婚するだろう」と噂していました。結局はそのとおりになりました。

　さて私は昭和34年梅ヶ丘病院に転出しました。石島先生も同年梅ヶ丘にまいりました。その後のことはよく判りません。市場先生，藤森先生にお尋ねしたのですが，御両者ともくわしいことは忘れたとのことです。その後心理室へ籍をおかれた前記以外の先生方の御名前を記しておきま

す．岡田敬蔵，金子嗣郎，後藤彰夫（昭和42年再・副院長），浜崎隆治，久住義太郎，内田茂，藤森英之，西山詮，藤沢敏雄，新井俊一，分島徹，三好宣明，黒川洋治，羽藤邦利，山田和夫，坂口正道，池沢至，石川信義，安永浩。このほか何人かの先生がいたと思われます。（順不同，敬称を略しました。間違っていたらお許しください。）

　新本館が出来て5研にわかれ，1研が心理，2研は脳波，3研は雑居，4研は脳病理，5研は雑居という内容にわかれたそうです。これよりさき昭和34年頃吉岡・岡田（靖）・長谷川・有働といった先生方が，本館2階の旧講義室にわかれ5研と称しました。これが発展して現在の精神医療史研究会になったのです。この辺の事情にくわしいのは岡田靖雄先生ひとりになってしまいました。その後の病院の混乱というか，正常化というか，私には十分理解できない時期があり現在に至っております。松沢の敷地内に精神医学総合研究所が出来て，昔のように研究と臨床が同居しているような形は遠いものになりました。

　思いかえしてみますと，私の心理室にいた昭和20年から30年当時は，心理室の先生方をみてみますと，いまよりもっと医師と患者の間が近くてあたたか味があったように思います。終戦直後という特殊な時代背景があったことは確かですが，例えば詫摩先生は毎日曜句会をもったり，夏には朝早く朝顔を見に患者さんと近くの朝顔園や芦花公園まで出かけたり，秋には菊を見にいったりしていました。広瀬先生は得意の歌舞伎で「源氏店」「白浪五人男」「弁天小僧」などをやったり，旧いレコードを持ってきて鑑賞説明会をやったりし，患者さんの中には本気で本名広瀬与三郎先生と思いこんでいた人もいました。また蜂矢先生も御自分のレコードや私が家からもってきて本棚につんであったシューベルトの「冬の旅」「美しき水車小屋の娘」のレコードなどをもっていって娯楽室で鑑賞会をしていました。西2病棟を中心にした私や吉岡先生の「働きかけ」もこの時期のことでした。私は心理室にいた7年間で精神医療の基本をたたきこまれ，その後の方向が決まったように思います。丁度この時期に心理室にいてよい先輩・同僚にめぐまれたのしく勉強出来たことを感謝しております。

　当時心理室では1年に1～2回そろって旅行へ出かけたものでした。はじまりは後藤平さんの案内で霞ヶ浦のうなぎを食べに行ったのがきっかけでした。忘れてしまったことが多いのですが，開設直後の銚子市立病院の見学に行き足をのばして犬吠崎の灯台へ行きました。銚子には佐藤壱三先生や加藤政子さんがいました。奥鬼怒の入口の川俣温泉に行ったこともありました。電灯がなくランプの宿でした。

　ある年，伊豆の河津七滝へ行ったことがありました。滝のそばの野天風呂に入り，蛍がとんでいたことや，もりあおがえるが木のうえで産卵をしていたので初夏の頃だったと思います。翌日川で水遊びをして，カジカ（河鹿）を手づかみでとって缶詰のカンに2，3匹入れて帰りました。いま残っている写真を見ますと市場さんや後藤平ちゃんがパンツ1丁でとりおさえたのです。心理室へ帰ってきて，生きていたら将軍池へでも放そうと缶の口を開けたとたんにピョンと天井までとどくばかりの勢いで飛び出し，あっという間に戸棚の陰へ逃げ込んでしまいました。

翌日私は例の如く心理室にとまることになり，ギシギシいうベットにもぐりこみました。しばらくして，戸棚の陰からきれいな声でカジカがなき出しました。清流のほとりでしか聞けないカジカの声をきいて何かわるいことをしてしまったと思いました。何とかたすけようと戸棚の陰をのぞいたり叩いたりしたのですが，その夜だけでカジカの声は絶えました。いまこの原稿を書きながら私はあの声を思い出しました。あえて標題とした所以です。

II. 脳波室と私（現・第2研究室）

海上寮療養所　院長　**佐々木日出男**

　東大の精神科でやっと1年の研修を終えたばかりの新人同様であった私が，昭和35年7月松沢病院に赴任した時，何も考えずに脳波室に入った。東大精神科で神保先生の指導のもと脳波グループに属することになっていたからである。当時，松沢病院の研究室といえば病理研究室（研究室と通称），化学室，心理室，脳波室があった。このうち他の3つは本館内にあったが，脳波室だけは本館のすぐ後ろにある中1病棟の一角にあった。

　それまでいた東大の精神科には臨床用の三栄測器製12チャネル脳波計と臨床から退役になった動物実験用の8チャネル脳波計があった。中央検査室には三栄測器と日本光電の12チャネルが仲良く並んでいたように思う。両方とも基本的には似たようなデザインで新米の私は脳波計とはそういうものと思っていた。ところが松沢病院の脳波計を見た時に仰天した。東芝製の1号機とかで，本体は据え置き型の身の丈を超えるむきだしのラックに，ナスビ形の真空管がぎっしりつまっていた。壁に取り付けた折込ナイフ形の電源スイッチを入れると，そのナスビ管がいっせいに点灯する。記録部は別になっていて，こちらの方はキャスター付きで，動かせるようになっているが，これも手術台のようにどっしりとした大きいものであった。本体と記録部の間は太く長いケーブルで結ばれていて病棟の方にも運んで記録できるようになっていた。開発期の脳波計とはこの様なものであったかと納得した。いま思えば当時の技術で様々なアイデアを盛り込んだ力作だったかも知れない。また脳波室が病棟の平屋部分の一角にあるのも理由のあることであった。

　脳波室のメンバーは五十嵐検査科長と蜂矢先生だった。後に永田君が1年程いて，その後林秋男君が加わった，室長は当然五十嵐先生だった。五十嵐先生といえば，当時の松沢病院で唯一マイカー所有者で車で石神井から通勤していた。オースチンによく似た黒いダットサンが脳波室の前に駐めてあったのを思い出す。

　ところで，その東芝1号機であるが，これには泣かされた。依頼のあった脳波記録は新人の役目であるが，記録開始から終了まで全チャネルきちんと記録できることは少なく，途中でどれかのペンがバランスを失ってもとに戻らないことがよくあった。ラックをどんどんと叩くと直って動き出すこともあったが，機械の機嫌がなかなか直らないときには五十嵐先生のおでましを願うことになる。先生がなにかちょっちょっといじると，これが不思議に動き出すのである。なにしろこの機械は開発の段階から先生が相談にのっていたという機械だったらしくすみずみまで手に取るように分かっていたのであろうが，私にとって，そして同室の蜂矢先生にとっても可愛げのない性悪女のようなもので機械を呪いながら脳波をとっていた。岡田靖雄先生が東7病棟の担当で患者の器質障害検査の一環として検査依頼を次々と出した。当時，臨床検査技師はまだいなか

ったので，脳波をとられたことがないききわけのない患者に電極をつけるだけでも悪戦苦闘した上，この機械ですっかり嫌気がさしたのを覚えている。脳波計を買替えましょうと何度か提案したが，五十嵐先生はこの機械に並々ならぬ愛着があったものと見え，まだ使えるとなかなか首を縦に振らず2年ほど経ってしまった。今思うと私の松沢の4年は脳波計をめぐるドラマだったような気がする。

　松沢3年目の昭和37年，懸案であった病院改築が始まり，やっと脳波計更新の気運が高まってきた。当時私は東大精神科に動物実験に通っていた。化学室や松沢先輩の臺先生のいる群馬大学で行われた慢性ヒロポン中毒の動物実験結果を聞いていたので，これをネコに移しかえて脳内変化を深部電極で観察できないか，またこれぞ松沢脳波室の研究にふさわしい仕事ではないかと思っていたので，脳波計購入時に動物実験用の器具も一緒に希望した。医局ではそんなもの買えば脳波計購入に影響すると疑問を呈する向きもあった。当時，中山さんという有能な事務長がいた。以前からあった病院改築構想について自分でパンフレットを作り都会議員に視察にきてもらい，議会承認をとりつけ実現に大きく貢献した人である。今日の松沢病院の隆盛はこのような人たちの努力に支えられていることを忘れてはならないと思う。この中山事務長に実験器具の必要性を訴え，彼がいろいろ折衝してくれた結果，脳波計も実験器具も両方購入してもらうことになった。この時つくづく医者の発想の限界を感じたのを覚えている。

　昭和38年の春には，それまで薬局で仕事をしていた志村君をトレードして脳波室に検査技師として迎え入れた。未経験の彼にその夏，東大の中央検査室に研修に行ってもらったりした。この頃になると，東芝1号機も寄る年波には勝てず遂にダウンしたため，どこからか小さいポータブルの脳波計を借りてきて記録していたように思う。志村君と一緒に梅ヶ丘病院から依頼を受け，先方まで出かけて行って脳波をとったこともある。

　脳波計に関しては，当時一部トランジスタ化された新機種を三栄測器が発表して話題になっていた。この機種はデザインの斬新さで何かの賞をとったはずである。軽くて運びやすいものではあったが，デザインに凝りすぎて使いにくいという疑問があった。当時，三栄測器と脳波計のシェア争いを演じていた日本光電はそれに対抗して新しい脳波計の開発を進めていた。脳波計購入のためにいろいろ見学に行っていた私たちは，日本光電の新型脳波計に魅力を感じていた。見学の現場で言った意見を早速取入れデザインまで変更してくれたのは嬉しく，意気に感じた。

　この年の4月松沢病院医局内で管理職に関するかなり激しい議論があった。五十嵐医長は梅ヶ丘の精神衛生相談室長として転出となり，その後の蜂矢室長のもとで購入機種について話がまとまった。11月8日ついに日本光電の1号機が脳波室に搬入された。その4日後に，この機械で1号被検者として江副院長の脳波をとっている。

　当時，石井先生がアルツハイマー病患者の脳の原線維変化について医局でよく話していた。その分布が，脳幹網様体に及んでいることを聞き，これも当時話題になっていた脳幹網様体の機能分化と結びつけ，睡眠に何か異常がでているのではというアイデアを少し前から持っていた。新

しい脳波計を導入し意気が上がっていた松沢脳波室の臨床研究としてぴったりの仕事と思い終夜脳波を始めることにした。中１病棟にいた一人の女性アルツハイマー患者を被検者にした。当時老人のデータがあまり無かったのでコントロールとしてこれまた江副先生の御母堂にお願いして終夜ポリグラフを記録させて戴いたりした。今にして思うと，先の動物実験の構想といいこの臨床研究のプランといい，まばゆいばかりの業績を挙げている化学室や病理研究室に対する対抗意識が感じられる。

　翌39年6月私は群馬大学精神科からの誘いで松沢を辞めた。新しい研究を始めるために，いろいろな器具をセットしたところでの臺教授からのお話であり，最初はお断りしたが「慢性覚醒剤中毒の仕事をするなら能率の良いところでした方がいいよ」の一言でぐらついた。申し訳ないという気持ちもあり近代化した脳波室を充分に利用して仕事ができるという人を後任にと考えた。東大2研（生理グループ）で私の主張が通り鈴木良雄君と広田伊蘇夫君が後任としてきてくれることになった。この時のアルツハイマー患者の終夜脳波の仕事は39年9月，奈良で開かれた日本脳波・筋電図学会で室長の蜂矢先生を筆頭にして発表し，後に鈴木君の論文になって実った。なお，この39年の学会で第1回脳波筋電図技術者講習会が共催され志村君も参加した。この時集まった人達から技術者会の話が持上がり，翌40年の金沢の学会で日本電気生理検査技術者会が発足した。当初から関わっていた志村君は後にこの会の財務とか理事などの要職を担うことになる。

　さて，この時考えた研究計画のうち臨床研究はそれなりの成果を挙げたわけであるが，動物実験の方は動物飼育の試みまでで，その後を継ぐ人がいなくたち消えになってしまった。精神衛生法改正，中間施設，研究所構想，精神医療の在り方をめぐる問題など時代の大きな波のなかでそれどころではなく，やむを得なかったと思う。しかし，骨を折ってくれた中山事務長には，松沢を辞めたことも含め成果が出せなかったことを今でも申し訳無い気持ちでいる。

あとがき

　脳波室の歴史を書くのは今の私には荷がかっている。私が松沢病院にいた昭和35年からの4年間，居室は脳波室で，出退勤の度に脳波室に寄った。脳波室に濃密に関わっていたことは事実であるがその前の歴史については全く疎く，あまり関心もなかった。

　脳波室創設当時の五十嵐新先生，鈴木喬先生は既に他界され当時の事情を知る人は少なくなっている。蜂矢先生ならまだ私より詳しいのではないかと思う。歴史を書くならいろいろ調べた上で，創設からスタートしなければならないが，今私にはとてもその余裕はない。

　私が松沢病院を退職した後については鈴木良雄君，広田伊蘇夫君が詳しい筈である。私の受持は松沢病院が改築され新しい松沢に変るその黎明期の脳波室を，しかも西も東もよく分からない入局2年目の若い医師の行動を通して書くということに限定した。従ってここに書いたものは私の独断や思い込みが多々あることお断りしたい。

　原稿執筆に当たって，松沢病院に勤務していた頃の資料をごみの山から探し出し40年振りに目

を通してみると，昨日のことの様に生々しく思い出されるもの，すっかり忘れていたものなど感慨を新たにした。そしてその後の精神科医師として自分を形成する上で松沢病院の体験が大きな支えになっていることを改めて実感した。私は松沢出身であることを今も誇りにしている。

III. 化学室の歩み（現・第3研究室）

元松沢病院化学室　元松沢病院長　**加藤伸勝**

1. はじめに

　松沢病院の化学室が、いつ頃から、誰によって始められたかは明らかでない。しかし、化学室の歴史をなんらかの形で書き残しておくことは、一時期化学室に身を置き研究の日々を送った者として、果たすべき義務であると思い筆をとった。

　諸先輩の諸活動を出来るだけ忠実に書き残すことは、現在または将来、松沢病院で神経化学または精神薬理学の研究を行いたいと考えている若い諸君に参考になると信じるからである。なお所属者の業績については、神経化学または精神薬理学に関係するものに限り、それ以外のものは掲載しなかった。

　化学室がその名を冠せられたのが、いつかは大正8年（1919年）に巣鴨から松沢の地に病院が移転した際の本館の設計図面を見ることで知ることが出来る。その図面には本館一階の北東の角が「化学室」と書かれている。「検査室」ではなく、「化学室」と名付けられていたことは本館二階の、後に「研究室」となった場所が、「標本室」と「実験室」となっていたことと併せて、当時の呉秀三院長の研究に寄せる思いの現れであったと思われる。

　化学は当時としては時代の先端を行く学問であった筈で、しかも精神病研究室において、「化学」を室名に採り入れたことは大英断であった。

　大正年間に精神神経学界において、どんな化学的な業績があったか調べてみたが、精神病者の体液学的研究が主に行われていた。大正8年（1919年）の土屋省三（東大法医学教室）による2つの論文が神経学雑誌に掲載されている。その1つは「精神病者尿中燐酸排泄の研究」（神経誌18：328-337,1919）、また、「脳組織毒素ヲ以テ處置シタル家兎尿中燐酸排泄研究」（神経誌18：445-453,1919）で、さらに大正9年（1920年）、土屋の「精神病者耐糖性ノ時間的推移ニ就テ」（神経誌19：359-362,1920）などが目にとまる。

　大正10年（1921年）には林能昭（九大精神科）の「精神病患者ノ血液及ビ脳脊髄液中ノあみの酸窒素量ニ就テ及ビ新陳代謝ニ関スル知見補遺」（神経誌20：69-96,1921）と寺島毅一（京都大学精神科）の「脳脊髄液ノ膠様金液反応ニ就テ」（神経誌20：191-243,1921）が発表されている。これらは精神病者の髄液研究の嚆矢と思われるものである。

2. 松沢病院化学室の創成期

　松沢病院の化学室の創成期の頃の研究者は奈良林　眞（在籍期間、大10、大11～12）で、在職中の業績が1年後に発表されており、「膠質金液ノ容易ナル製法」（神経誌24：1-11,1923）がそ

れであり，髄液研究に関するものであった。

この業績が化学室の最初の業績であったことについては，大正13年（1924年）に松沢に入局した関根真一が随筆「落葉かき拾遺」（1979年版）に，松沢病院の当時の研究活動について触れ，「化学の方は特別の指導者の方はなかったけれど，ゴールドゾールの研究を奈良林 眞さんがやっていました」と書いていることから知られる。

松沢病院の創立75周年記念事業として，第八代院長林 暲によって書かれた「東京都立松沢病院75周年略史」（1954年）では，「血清学，化学の研究室は大正十四年に，東大法醫の三田教授の下で研究していた土屋省三氏を入れて開かれたのが始めで，三宅院長時代になって鈴木順爾博士等が脳脊髄液の化学的研究を始めた」と記されているが，奈良林の方が先であったようだ。

土屋が松沢医局に入局したのは大正12年（1923年）で，（在籍期間大12〜昭元）であったから，松沢化学室の開拓者は土屋ではなく奈良林ということになる。

土屋は「人ノ脳脊髄液内薬物移行ニ関スル実験的研究」（神経誌20：97-107,1921）をその頃発表しているが，これも東大法医学教室在籍中の業績であった。

奈良林のゴールド・ゾルの簡易製法は従来行われていたフォルマリン法，ブドウ糖法，マンニット法，アルコール法と異なり，塩化金液を2％蓚酸で還元する新法であった。

土屋の髄液内薬物移行の研究は，沃度加里の内服や砒素・NaCl液の静注後，それぞれ1-288時間，1-72時間後に髄液への移行を疾患別に調べ，対照では移行は見られず，結核性脳底脳膜炎で僅かに移行が見られたという報告であった。

奈良林と土屋の研究を引き継いだのは鈴木順爾（大14〜昭17）*で，大正14年（1925年）に松沢医局に入局し，化学室の基礎を築いた。[*以下人名（　　）内は在籍期間を示す。]

鈴木は東大生化学のコロイド化学の権威，宮本 暲助教授の指導により，ゴールド・ゾル反応のメカニズムを研究し，グロブリンとアルブミンの等電点の中間のpHに髄液を保つと，グロブリンが相対的に多い場合はパラリーゼ曲線が得られるということを見出した。

鈴木は「所謂ごるどぞる反応ノ研究」（神経誌34：540-542,1932）に始まり，「ごーるどぞる反応ノ本態ニ就イテ」（精神経誌40：112-146,1936），「Meinicke氏溷濁反応ノ一變法」（精神経誌40：147-150,1936）と続けて髄液関係の論文を発表している。

鈴木は長年かけて検査マニュアルを作り，検査技師となった中谷雄治（昭5〜24）を指導して，ワッセルマン反応，高田荒反応，ヴィダール反応，髄液のゴールド・ゾル反応，蛋白量測定などを行うようになった。鈴木は検査室を整備し，大理石の天秤台やコンクリートの遠心器台などを設置した。

鈴木の後に化学室で研究をしたのが林 暲（昭12〜37）で，松沢に入局する以前から髄液研究を東大精神科で行っていた。代表的な業績は「脳脊髄液蛋白ニ関スル臨床的研究」（神経誌36：525-595,1933）と同じく「脳脊髄液蛋白ニ関スル臨床的研究（承前）」（神経誌36：607-637,1933）である。

林は諸疾患患者の髄液の総蛋白，あるぶみん，ぐろぶりんの測定，パンデー反応に加え，高田荒反応，ごるどぞーる反応を平行して行い，頭部外傷，癲癇，脳腫瘍で蛋白の増量を認めるが，中枢神経の梅毒性疾患に於ては蛋白商の増大があり，麻痺性痴呆では高率で，ごるどぞーる反応の結果と蛋白商の間に緊密な関係があることなどを示した。

林が東大から松沢に移ってから，化学室で研究を続けたと思われ，化学室にドラフトやキエルダール装置などを整備したのは林であったという。

林と同時期に松沢医局に入局したのが柴田農武夫（昭12～15年）で，柴田は後に東大血清学教室の緒方富雄教授の指導の下で研究した経験があり，梅毒反応等は柴田によって形を整えた。

柴田は昭和13年に精神神経誌に論文を発表しているが，同氏の私信によれば，東大時代の林暲の業績の継続で，一つは「麻痺性癡呆脳脊髄液蛋白ノ起源的觀察」（精神経誌42：313－330,1938）と，他は「抗體形成ト条件反射」（精神経誌42：354－367,1938）であった。前者は比濁法により，蛋白を測定し，脳脊髄液蛋白商が血清蛋白商を凌駕し，脳脊髄液の蛋白の起源は直接脳髄に求むべき有力な根拠を得たとしている。柴田は緒方教授の指導により，「脳脊髄液の血清学的研究」（血清学・免疫学雑誌3：217－230,3：231－240,1949）も発表しているが，これは武蔵療養所へ移ってからの業績であろう。

昭和14年には臺　弘（昭14，昭21～32）が東大精神科から松沢に移った。臺は新井尚賢と連名で，「慢性酒精中毒者に於けるペラグラ性精神病に就て」（精神経誌44：199－212,1940）を翌年発表している。また，昭和15年正月に東大生化学教室の柿内三郎教授の下で研究生になったが，昭和16年夏に出征し，ベトナム，カンボジア，タイ，パラオ等に転戦し，飢餓と戦いながら終戦を迎え，昭和21年3月に帰還した。

3．第二次大戦後の化学室

臺の帰還後の松沢病院での神経化学研究の始動については，臺弘著「誰が風を見たか―ある精神科医の生涯」（星和書店1993）にくわしく記されている。

その一部を引用すれば，「昭和二十二年（1947年）林道倫教授の呼びかけで，『精神分裂病の生物学的研究班』が発足して，私も岡山に招かれて初めて同志の方々と知り合いになった。…林は分裂病の理解には脳の代謝を明らかにしなければならないと考えて，内頸静脈に穿刺して脳から戻ってくる静脈血を得て，同時に内頸動脈からの動脈血と比較して脳代謝を推定しようとしていた。…彼は脳血が異常に赤い例があったことに注目して，血液ガスの測定を中心に教室をあげて取り組んでいた。…会合の席で，林班長は『君は東京にいて情報源に近いのだから皆に報告しなさい』と言った。…昭和二十二年秋，金沢での精神神経学会の林の特別講演は熱気に溢れた大演説だった。私は舞台裏に入り込んで演説を聞きながら，大きな紙に書かれた図表が廻ってくるとせっせとそれを書き移した。スライドのない時代の話である。」「次の年，京都で，林班長は中脩三，勝沼精蔵（内科医，名大学長），佐野　勇と私の五人で小さな集まりを作ってくれた。…ち

ょうどその頃，松沢では同僚の広瀬貞雄がリューコトミー（俗にロボトミーといわれる）を始めていたので，その際に化学的バイオプシー（生検）ができそうである，まず組織呼吸をワールブルグ法で測ってはどうかと相談した。…松沢病院の研究費は0であるから，あちこち尋ねた末に，ワールブルグ呼吸計が横須賀の海軍空技廠の出物で鎌倉の額田研究所にあると聞いた。そこで病院のトラックを出して貰って借り出してきた。…同僚の江副勉が"塚田たち（注：慶応大学生理学教授）がボールドウィンの生化学のダイナミックな視点という本の輪読をやっているそうだから参加しないか"というので，早速押し掛けて行って参加したのもこの頃である。」「私たちの研究は岡山教室の仕事に触発されて始まったので，脳組織の糖代謝という最も基礎的なエネルギー代謝の側面を扱うことになった。」「採取した脳組織は左右両側を合わせて1g足らずで，それを隣の化学室に持ち込み，スライスして2つの呼吸容器に入れ，ガッタン，ゴットンと恒温水槽の中でゆさぶる。このワールブルグ実験はその後何年かにわたって続き，化学室の年中行事になった。」「この『人体実験』の成績は，昭和二十五年（1950年）に報告にまとめて臺と江副の共著で精神神経誌に発表した。」

臺と共同研究した江副 勉（昭13～46）は昭和13年2月に松沢の医員を拝命した。しかし，その年，北九州市小倉の北方陸軍病院に見習士官として召集され，除隊後昭和18年に再召集となり，南方に軍医として出征し，昭和21年6月にルソン島から九死に一生を得て帰還した。江副は昭和23年秋に結核のため清瀬病院に入院，膿胸を併発し，胸郭形成手術を受けたため，入院が長引いた。退院後臺の誘いでそれまで所属していた病理研究室を離れ，化学室で実験を担当することになり，前記のロボトミーの際の脳組織の含水炭素代謝に関する研究に従事するようになった。その研究結果は，二報に分けられた。第1報は臺 弘「精神分裂病者脳組織の含水炭素代謝について，基礎実験」（精神経誌52：204-215,1951），第2報は，臺 弘，江副 勉「精神分裂病者脳組織の含水炭素代謝について，糖消費量並びに呼吸」（精神経誌52：216-232,1951）であった。前記の「誰が風を見たか」によると，「主実験は二十一症例で，発病後平均七・六年を経た慢性の欠陥状態にある分裂病者で，対照群となった非分裂病者，性格異常者八症例との間に，組織呼吸に関しては差異はなく，糖消費には減少があるという結果が得られた。呼吸比には異常がなく，これは林（注：林道倫）の報告とは違っている。解糖が少ないだけ，乳酸の生成も少ない。分裂病の診断について何等かの疑義のあった五症例は別に問題群としてまとめられたが，この群の成績は対照群と同じであった。ただし問題群に数えられるべき慢性覚醒剤中毒精神病の遷延性幻覚妄想状態の二症例では，分裂病群と同じ代謝パターンが得られたのは注目に値することであった。分裂病群に見られた特徴的な所見が生理的にどのような意味を持つかはこれだけでは全く判らない。分裂病の状態像と生物学的所見を関連づけるためには，対象例の均一性，同質性を得ることが必要で，診断の要件と症例選択の包括規定と除外規定の重要なことが今更ながら痛感された。」とある。

臺と江副は昭和12年東大卒業の同期生で，性格は異なるが，互に親しく交流しあい，臺は江副

を"勉ちゃん"と呼び，江副は臺を"うてかん（打てばかんと響くという意味のこと）"と呼ぶ仲で，二人とも松沢病院の舎宅に住み，夜遅くまで化学室の復興に務めた。前記の分裂病者の脳研究に次いで，江副は臺と共に抗痙攣剤の酵素学的研究にかかり，その結果は，江副 勉「抗痙攣剤の L Glutamine 酸脱水素酵素に及ぼす影響について（抗痙攣剤の酵素学的研究第1報）」（精神経誌55：353-364,1953）として発表された。江副はそれより少し以前，江副勉，田橡修治と共著で「癲癇に対するトライダイオン試用成績」（精神経誌50：17,1948）を発表した。

臺は分裂病脳研究の中で，慢性覚醒剤中毒例が分裂病群と類似の代謝パターンを示したことから，その両者に共通の脳代謝異常が存在することを予測するに至ったが，曾つて覚醒剤中毒による幻覚妄想状態の患者を分裂病と思い込み，誤診した経験を持ったことからも，覚醒剤による「人工分裂病」の発想を確証する試みを模索するに至った。それが分裂病の動物モデルの作成へと向かわせ，やがて覚醒剤中毒動物脳の脳代謝研究に発展していった。

さて，話はもとに戻るが，化学室のルーチン・ワークは既述したように，柴田農武夫や鈴木順爾によって，院内の血液・髄液検査一般が実施できるようになっていて，髄液検査や梅毒反応などは，前記の中谷雄治に，昭和21年軍隊から復員した看護人の関口力蔵が技手として加わり，中谷が昭和23年に退職する迄，二人で検査を担当した。昭和23年（1948年）には，工学院で学んだ林成夫が技手として検査に加わり，化学室で仕事をするようになった。鈴木（順）は昭和17年に退職しているので，従って当時のメンバーは臺，関口，林（成）の三人であった。

臺は復員後昭和22年2月から8月まで，胃潰瘍で休養し，江副は昭和21年秋，復員後，松沢病院に組合を作り，委員長となっていた。昭和24年に所謂"レッド・パージ"（占領軍による指令）で，名簿の筆頭に江副の名が記されたが，当時入院中であったことでもあり，林 暲院長が「江副さんはもうじき死ぬでしょうから，首を切らないでほしい」と都庁に請願したとのことで，免職を免れたという逸話が残っている。

昭和25年にインターンとして，松沢病院に実習に来た加藤伸勝（昭和26～46，昭和58～平2）は臺の講義に感激して，松沢への入局を望んだが，東大医局を経なければ入局出来ないということであった。しかし，この年から研究生制度が出来たこともあって，加藤は昭和26年に東大医局の入局試験を受けて，松沢への入局を許された。早速，化学室に席を与えられた。その頃，加藤と関口は梅毒の補体結合反応として改良された緒方富雄による緒方法の講習に参加し，手技を習得して，以後ワッセルマン反応には，緒方法を用いることを決めた。化学室では，血清検査等のために動物小屋にモルモット，ウサギ，羊等の動物を飼育していた。その世話は院内の公舎に住んでいた関口，林の仕事だった。

昭和26年には，臺は斎藤徳次郎と「フェニール焦性葡萄酸性精神薄弱について」（精神経誌53：365-372,1951）を発表したが，これが本邦での最初の報告例であった。

臺と江副は前述したように覚醒剤中毒患者脳の解糖減退にヒントを得て，分裂病モデル動物の作成を意図し，前記の血清検査で飼育中のモルモットに覚醒剤を慢性的に注射し，中毒動物を作

り，その脳の呼吸と解糖を測定する計画をたてた。中毒動物の作成は加藤が行なうことになり，覚醒剤は大日本製薬のヒロポン注射液（フェニール・イソプロピル・メチルアミン3mg／ml）を用いた。中毒動物は2週間以上1か月近く注射を行なった。

　この研究を行なうに際しては，先ず，ヒトにおける薬物の代謝，排泄を調べ，蓄積の有無を検討することから始めた。次いで動物実験による臓器内分布を調べた。この成績は臺，江副，加藤の連名で「覚せい剤中毒の生化学的研究第1報，覚せい剤の臓器内分布と排泄」（精神経誌57：115-124,1955）として発表された。化学室に新しい光電比色計が入り，これによってメチルプロパミンの定量が容易になった。この研究では，成人男子にヒロポンの静注を行ない，血中濃度の変化を追うこと，また，経口投与された薬物の尿中排泄が調べられた。メチルプロパミンの定量にはメチル・オレンジ法が用いられた。なお，この実験では，我々もヒロポンを飲んで被験者になった。ヒロポンの血液内濃度は30分以内に消失する。また，尿中排泄は24〜48時間で終わることが判明した。しかし，慢性覚せい剤中毒者では，排泄の遅延があり，72〜96時間も排泄が続いていた。臓器内分布にはモルモットを用いたが，ヒロポンを20mg／kg注射後の急性実験では，脳，肝，腎で対照の10倍近い値が示された。6mg／kg注20〜70日の慢性実験では，夫々1〜1.5倍の濃度に留まっていた。

　この研究に次いで，第2報「脳組織糖代謝に及ぼす影響」（精神経誌57：124-130,1955）を発表したが，急性実験，慢性実験A（6mg／kgヒロポン20〜70日注射，最後の注射から50時間後断頭），慢性実験B（最後の注射から15〜50日後断頭）に区分し，ブドウ糖を基質とした大脳皮質の酸素消費量と乳酸生成量をスライス，ホモジネートにつき測定した。この実験でもワールブルグ検圧計を用いたが，酸素量の1時間の測定の間に，江副の言い出しで，ビールを飲みながら時のたつのを待ったりしていた。

　結果は急性実験では酸素消費量の促進と乳酸生成量の軽度減退を，慢性実験Aではスライス，ホモジネート共に酸素消費量の軽度促進と乳酸生成量の大幅な減退，慢性実験Bではこの所見は回復していた。要するに実験モデル動物においても，ヒロポン慢性投与は，分裂病患者脳の解糖能の低下に類似の所見が得られた。

　この研究の途次に臺は，肺の両側に空洞が見つかり，昭和28年11月に都立清瀬病院に入院することになった。臺の入院中江副と加藤は実験データを持って屢々病室を訪れ，臺の指示を受けた。臺は入院中，肺区域切除手術を受け漸く退院できた。

　この論文では分裂病のモデル実験としての意義には触れられなかったが，後に発表した英文論文，

Utena, H, Eoze, T, Kato, N & Hada, H：Effect of chronic administration of methamphetamine on enzymic patterns in brain tissue. J. Neurochem. 4:161-169, 1959

では，覚せい剤の慢性効果としての運動減退と被刺激性の低下も記載し，覚せい剤中毒の臨床像に見られる分裂病の症状類似性との関連が指摘された。

この覚せい剤の生化学的研究に対しては神経研究所長の内村祐之賞と日本精神神経学会の森村賞を拝受することができた。

思い起こせば，当時は，試薬も簡単には入手出来ず，ＤＰＮはパン酵母から，ＡＴＰは兎の筋肉から抽出するなど徹夜で試薬づくりをしたものである。また，その頃の化学室は冬期には，石炭によるダルマストーブで暖をとる旧式な暖房設備しかなかった。

その係は技師の通称"部長さん"と呼ばれていた関口力蔵と"ふくちゃん"の愛称で呼ばれた林成夫で，彼等が帰宅したあとは，実験を担当する加藤，後に同人に加わった葉田の役目だった。実験は午前中の病棟回診が終わって，午後2時頃から始められたが，夜になると決まって，ビール好きの江副の指示で，ビールを飲む習慣になり，クロム硫酸に浸したビーカーを水洗いし，それをコップ替わりにビールを飲み，実験がうまく行くと追加して飲み，実験が終わるのは午後12時を過ぎていた。

昭和29年頃から，東大精神科の神経化学グループと輪読会を持つようになり，H. A. Lardy編：Respiratry Enzyme (1949) などを週1回集って読むことがあった。仲間の一人の葉田　裕（昭30〜35）が昭和30年に松沢に入局し，化学室の同人（臺，江副，加藤，関口，林）の仲間入りをした。なお，昭和29年には江副は「ヒロポン中毒」（自然9：30　1954）を執筆した。

なお，昭和28年5月から，3ケ月間，当時金沢大学医学部精神科の永森文夫が，秋元波留夫教授の指示で，電気ショックでボケた犬の脳の解糖を調べることになり，松沢化学室にワールブルグの操作の実習に来院した。確かその年か，翌年に金沢から，乳酸定量に関し，実施指導を依頼され，江副と加藤が金沢に出向き，常盤園という精神病院で世話になり，片山津温泉の矢田家という宿で御馳走になった思い出がある。また，昭和29年には，北海道大学医学部精神科から，諏訪望教授の指示で，塚本隆三が，やはりワールブルグの取扱習得に来た。期間は9－10月の2ケ月間であった。塚本は松沢病院の労働組合の狭い事務所の6畳の部屋で寝起きして頑張った。彼自身の記憶するところでは，クロム硫酸の入ったガラス容器を割ってしまい，「北海道のガラスはこんなに弱くないのに」といったという逸話があった。塚本の滞在中は臺は入院中であったが，丁度，松沢病院創立75週年に当たり，医局の面々で「白浪五人男」の芝居をすることになり，配役の諸先生が台詞を憶えるのに苦労していたことが塚本の印象に残っているという。

4．化学室の隆盛期

昭和30年（1955年）に入ってから江副は「実験精神病について」（東京都衛生局業務報告書．18：97,1956）を報告し，江副，石井（毅）：「精神科におけるクロールプロマジン療法」（診療9：35,1956）を発表した。また，江副，蜂矢（英彦）：「精神科領域における7044RPの使用経験」（精神医学1：723,1959）も書いている。

昭和31年（1956年）には，特記すべき報告は出されなかった。

昭和32年（1957年）に加藤と葉田は，臺の指導の下に，覚せい剤類似物質の脳組織糖質代謝に

及ぼす影響について調べ，「幻覚惹起物質の脳組織糖質代謝に及ぼす影響」（精神経誌60：1259－1269,1958）を発表している。これは葉田の学位論文となった。

第3報では覚醒剤と構造類似の物質として，アドレナリン，エフェドリン，チラミンを，また，幻覚剤のメスカリン，LSD，コカイン，それにレスタミンを投与する急性実験と慢性実験（15～64日）を行なったが，急性実験では対照と差がなく，乳酸生成量も，チラミン，LSDで若干の低下があったが，低下は20％に過ぎず，覚醒剤の50％には及ばなかった。エフェドリンはスライスで乳酸生成量が40％も増加していた。

この意味付けは不明のものとして残された。

第4報では，ヒロポン慢性投与のモルモット脳の解糖酵素系について，ブドウ糖基質の場合にのみ，対照と比較して解糖活性に約20％の低下を認め，ブドウ糖－6－燐酸，果糖－1・6二燐酸を基質とした場合は対照と有意差がなかった。また，脳のモノアミン酸化酵素活性は注射中止後50時間では対照と差はないが，1週間後160％を示し，3週間後に正常に復した。この様なリバウンド現象の機序は不明であった。慢性実験での脳ChE活性は対照と差がなかった。脳のモノアミン酸化酵素活性が長期に及んで変化することが，アンフェタミンに特異的か否かは明らかではないが，影響の大きさには驚かされた。

上記の2論文は東大内村祐之教授の還暦記念論文集に捧げられた。

この年，加藤と葉田は日本医事新報（No1659）にグラビアとして「慢性覚醒剤中毒」を掲載した。

昭和32年（1957年）には臺が群馬大学医学部精神医学教授となり，化学室の同人から去った。

しかし，昭和33年に医学書院発行の単行本に臺，江副の連名で，「精神疾患の生化学」を，江副は「疾患の生化学」を執筆した。

昭和33年に（1958年）に加藤は臺の指導の下に血中アルコールの定量をコンウェイ法を用いて行ない，特に酩酊犯罪者の犯行時の血中アルコール濃度を推定する手段として，飲酒実験を行ない，血中アルコール濃度を測定し，病的酩酊の診断に資することを試みた。

この研究では正常対照の血中濃度を測定するのに，雰囲気づくりが必要と考えられたので，新宿の飲食店で採血を行なったりして，従業員に注意される等の苦労があった。また，病的酩酊の患者の採血には，殊の他大変な思いをした。

結果は病的酩酊者は濃度曲線に特異なパターンを示す傾向があることを見出した。論文は「酩酊犯罪者の精神鑑定における飲酒試験と血中アルコール測定の意義」（精神経誌61：21－46,1958）として発表した。これは加藤の学位論文となった。以後，酩酊犯罪者の精神鑑定に際しては必ず飲酒試験が行なわれ，血中アルコール濃度の測定は加藤の仕事になった。

昭和34年（1959年）に東大から，山田和夫（昭和34～37）が化学室に席をしめた。山田は化学室では直接研究を行なわなかったが，東大生化学の研究生でもあったので，島薗順雄教授の指導の下にいくつかの論文を書いている。

山田の松沢在職中の論文は以下の通りである。

Kazuo Yamada and Norio Shimazono : Recognition and solubilization of glucose-6-phosphate and 6-phosphogluconate dehydrogenese in particle fraction of brain : Biochemica et Biophysica Acta 54:205-206, 1961.

Kazuo Yamada, K, Suzuki, Y, Mano and N, Shimazono:Studies on the Ascorbic Acid Synthesis in Animal-Tissues with the Reconstructed Enzyme System. J. Biochem 51:317-321, 1962.

Kazuo Yamada and Norio Shimazono : Recognition and Solubilization of Glucose-6-phosphate and 6- phosphogluconate Dehydrogenase in the Particle Fraction of Brain . J . Biochem 51:242-245, 1962.

昭和34年，葉田と加藤は精神医学臨床検査法（医歯薬出版，1959）に「血液及び尿検査法」と「髄液検査法」を書いた。また，江副はその前年に異常心理学講座第4巻（みすず書房1958）に「薬物の心理学的効果」につき総説を書き，この年には，「実験的精神医学」（精神医学1：137,1959）と題する総説を書いた。さらにこの年，江副・加藤・葉田の連名で，「Pipradrolと Azacyclonolの脳組織酸素系に及ぼす影響についての比較研究」（最新医学14：230－235,1959）と江副・蜂矢（英彦）による「精神科領域におけるクロールプロマジン療法」（精神医学1：723,1959）が書かれている。また，葉田は「慢性覚せい剤中毒」（医学のあゆみ31：245,1959）を書いた。同じ年には，蜂矢（英），葉田，加藤で「肝脳疾患の1例」（精神経誌61：660－667,1959）が発表されたが，葉田が血清，髄液，尿のアミノNの測定を行なった。

昭和35年（1960年）に二階堂享（昭和35～40）が群馬大学医学部精神科から，松沢の医局に入局し，化学室の同人となった。

この年に江副・加藤・葉田はそれ迄続けて来た覚せい剤の生化学的研究を更に発展させることを企図し，モルモット脳を用いて，グリコーゲン合成機能について検討を行った。それは「覚せい剤中毒の生化学的研究　第5報　脳皮質切片のグリコーゲン合成能について」（神経研究の進歩4：687－691，1960）として発表された。急性実験では，皮質切片のグリコーゲン合成は対照の140％に，慢性実験では，注射中止後50時間でその合成は240％に達し，しかも糖消費は対照の50％減退していた。この所見の解釈は明らかにし得なかった。なお，この年に葉田が日本医科大学精神科に移った。また，この年加藤は「覚せいアミン中毒」（生体の化学11：130-137，1960）を書いた。また，岡田了三，池田隆夫（東大・内科），加藤，石井（毅），葉田，蜂矢（英）の連名で「Wilson病の1症例」（内科5：373－381，1960）を報告したが，この中でも血清，髄液，尿のアミノNの測定を行った。

昭和36年（1961年）には，先ず江副・加藤・二階堂・浜田（晋）の連名で，「ＪＢ516，フェネルジンの脳及び肝ＭＡＯ活性に及ぼす影響」（最新医学16：936－941，1961）を発表した。この年，江副は文部省研究費を得て，「実験的慢性覚醒剤中毒動物脳の組織代謝」（昭和36年度文部省

研究報告書集録356，1961）を発表した。また，江副は群馬大学の臺と共に，「実験的精神病の研究―動物の行動異常による精神病の病理と治療の研究」に対して，朝日科学奨励金80万円を贈られた。

　この年に，吉原　林（研昭36～42，昭42-45）が研究生として医局に入り，化学室に顔を出すようになった。

　昭和37年（1962年）に，江副は「脳の生化学」（蛋白核酸酵素 7：20，1962）と題して，脳の生化学的研究の歴史を書いた。

　昭和38年（1963年）に入ってから，研究の方向を脳のミトコンドリアの解糖に向けることにしたが，化学室にはミトコンドリアを取り出す高速冷凍遠心器がないので，牛込柳町の神経研究所の研究室にそれがあるのを知り，同研究所の内村祐之所長にお願いして，その使用許可を得て，加藤と二階堂が毎週1回，午後に神経研究所に出向いて，実験を行なった。脳ミトコンドリアには細胞の全解糖能の10%が存在するとされるので，慢性覚せい剤中毒動物脳で，解糖活性がどう変化するかを確かめるための実験であった。

　この研究は江副・加藤・二階堂により，「覚せい剤中毒の生化学的研究　第6報―脳ミトコンドリアの解糖」（神経研究の進歩 7：836－842，1963）として発表した。結果はモルモット脳にもミトコンドリア分画に呼吸能と共に，解糖活性が認められ，覚せい剤中毒動物脳では，ヘキソキナーゼ活性の低下とフォスホフルクトキナーゼ，グリセロアルデヒド－3－燐酸脱水素酵素の段階でも抑制が起こる可能性を示唆した。

　この研究は時間がかかるので，加藤と二階堂は実験の途中に余暇時間があるとヘボ碁をして時間をつぶした思い出がある。化学室ではその頃，江副と林（成）が強くて，よく碁を楽しんだものだった。

　江副は昭和37年12月に林　暲院長の後を継いで，松沢病院院長に就任し，多忙な日々を送るようになった。以後，化学室の研究活動は主に加藤，二階堂によってつづけられたが，江副は総括責任者として指導を続けた。

　昭和39年（1964年）には，小林暉佳（昭39～52，昭和55～平成3年）が東京医科歯科大学精神科から，松沢医局に移り，直ちに化学室の同人となった。小林は群馬大学医学部在学中，臺の講義を聞いた最初の学年であり，講義中に松沢病院の話を聞いたことがあり，将来松沢病院の様な所で精神医学の勉強をしたいと思ったという。この年，加藤は「分裂病性行動の内因性代謝因子」（医学のあゆみ 50：450－453，1964）と題する総説と「精神疾患の生化学的展望」（塚田裕三編，脳の生化学 P 675－692，医学書院，1964）を書いた。この年に二階堂が群馬大学に戻り，化学室を離れた。

　この頃まで神経化学会には覚せい剤中毒の研究を出題していたが，大阪大学精神科の佐野　勇氏より，覚せい剤中毒の研究中毒と批判を受けたりした。

　昭和41年（1966年）に加藤・小林・江副の連名で，「慢性覚醒剤中毒動物脳の解糖機序の解

析」(神経化学5：80-83, 1966) を, 昭和42年 (1967年) には, 小林・加藤・南雲 (与志郎) が「Phenylethylacetylurea (Phenetride) のウサギにおける基礎研究」(応用薬理1：118-124, 1967), 加藤「血中濃度と精神変化」(アルコール研究2：32, 1967) を夫々発表した。また, 加藤は「急性アルコール中毒」(綜合臨床16：2508-2514, 1967) も書いた。

昭和43年 (1968年) には, 長尾佳子 (昭43～57) が東京医科歯科大学精神科から, 松沢医局に移り, 化学室の同人に加わった。また, 吉原 林 (研昭36～42, 昭43～45) が正式な医員となり, 化学室の一員となった。

昭和44年 (1969年) に, 江副が「神経化学研究の今後に期待する」(蛋白核酸酵素14：219, 1969) を書き, この年に化学室同人による, 以下5篇の研究論文が出された。

小林・加藤・吉原・江副による「向精神薬の副作用に関する臨床的研究」(病院精神医学25：29-42, 1969) をはじめとして, 小林・吉原・長尾・加藤「慢性メトアンフェタミン中毒動物脳のモノアミン代謝に及ぼすパラクロロフェニールアラニンの影響」(神経化学8：60-63, 1969), また, 小林・加藤・金子 (嗣郎) による「Meclofenoxate hydrochloride "Lucidril"の精神科領域における使用経験」(診療22：424-433, 1969), 小林・江副「Oxypertineによる精神分裂病の治療経験」(診療と保険11：1657, 1969), 江副・小林「精神疾患に対する Diazepam 注射薬の使用経験 (精神科薬物療法研究会発表論文集1969) などがそれである。また, 加藤・長尾は「精神病と脳」(からだの科学27：92-97, 1969) と題する一般向けの論説を書いた。

昭和45年 (1970年) には, 小林健一 (昭45～55) が東京医科歯科大学精神科から, 松沢病院に移り, 化学室同人に加わった。この年には, 江副・加藤・吉原・小林 (暉)・長尾の連名で,「向精神薬の臨床生化学的研究―慢性覚せい剤中毒のモノアミン代謝に及ぼす薬物の効果」(精神薬療基金研究年報1：88-92, 1970) を発表, また, 加藤・小林 (暉)・吉原・長尾が「脳内モノアミン代謝におよぼすパラクロロメチルアンフェタミンの影響」(神経化学9：48-51, 1970) を発表した。さらに小林 (暉)・江副は「脳器質性および薬物性錐体外路症状に対する Nicholin の効果」(脳および神経・筋疾患研究会記録1970) を発表した。この年, 吉原は医院開業のため松沢を辞し, 化学室から去った。

昭和46年 (1971年) には, 土屋健二 (昭46～49) が東京医科歯科大学精神科から, 松沢医局に移り, 化学室に籍を置いた。この年も吉富製薬の精神薬療基金から研究費をおくられ, 江副・加藤・小林 (暉)・吉原・長尾「脳内モノアミン代謝におよぼす中枢神経刺激剤の影響」(精神薬療基金研究年報2：92-95, 1971) を, また, 小林 (暉)・江副が「Y-4153 (Chlorcarpipramine)の臨床治験」(診療と新薬8：17, 1971) を, さらに江副は「現在の向精神薬をめぐる問題点」(精神医学13：406-410, 1971) を執筆した。

5。化学室の終り

昭和46年は化学室にとって大きな変化のあった年で, 5月に加藤が京都府立医科大学精神医学

教室に移り，7月には，江副が脳溢血で倒れ，不帰の客となってしまったことである。以後の化学室は小林（暉）を中心にして活動することになった。昭和47年（1972年）には市橋秀夫（昭和47～54）が東京医科歯科大学精神科から松沢医局に移り，化学室に所属した。

昭和48年（1973年）には，木造の旧本館から管理部門が新本館に移動した年で，化学室は臨床検査室に吸収され，昭和8年から54年間続いた化学室の名称は消滅することになった。

この年，新本館の隣接地に東京都精神医学総合研究所が開設され，研究活動の主体は研究所に移された。しかし，旧化学室の同人は精神研の兼務研究員となり，研究を続けることができた。市橋と小林（健）は，東京医科歯科大学精神科の中河原（通夫），仮屋（哲彦）と共に，「動物の行動変化とリチウム代謝」（精神薬療基金年報5：65-70, 1973）をこの年に発表している。

同人の土屋健二は，暮に1年間スエーデンのカロリンスカ研究所に留学するため，病院を離れた。

昭和49年（1974年）には，精神研の石井毅所長の好意で，兼務研究員の小林（暉），小林（健），市橋に対して，20～30万の研究費を与えられ，これにより，3名の連名で，「アミン前駆物質投与によるマウスの行動変化と脳内者アミン代謝に及ぼすリチウムとルビジウムの影響」（神経化学13：17-20, 1974）が発表できた。

昭和51年（1976年）には，市橋・小林（健）・小林（暉）・小田桐（恵）の連名で「急性，慢性エタノール投与およびエタノール禁断のラット脳内アミン代謝におよぼす影響」（神経化学15：44-47, 1976）が発表されている。

昭和52年（1977年）12月に小林（暉）が，東京都庁の精神衛生課長となって松沢を離れたとき以後，化学室の研究活動は途絶えることになってしまった。その理由は，松沢病院の医療体制の変化に関しての院内の賛否の議論の渦中に医局員も投げ込まれ，精神科救急医療，合併症病棟の建設をめぐり，反対運動も起こり，落着いて研究をする状態ではなくなったことが関係している。

従って，所謂"化学同人"による研究活動はこの年以降，停滞せざるを得なくなったが，神経化学や精神薬理の研究が松沢病院において無くなったわけではなく，個別に行なわれていったことは申すまでもない。

6．おわりに

大正8年に巣鴨から松沢に病院が移ったときから，化学室が存在し，そこでの最初の業績が，奈良林　眞によるものであった時から，化学室の名称がなくなった昭和48年までの間の54年間に化学室の歴史が収められていたことになる。初期は主に髄液の検査法や髄液蛋白に関する研究が行なわれ，太平洋戦争により，一時期中断されたが，戦後に臺　弘によって再開された化学室の活動は，精神分裂病の生物学的研究に端を発し，分裂病のモデルとしての覚醒剤中毒の研究に移り，モデル動物の脳代謝の研究へと発展していった。やがて，臺・江副・加藤・葉田に技師関

口，林（成）を交え，化学室同人の結成となり，乏しい研究費にもめげず，旧式な機器類に手を加えながら作動させ，ガラス器具の一部などは自ら作成したり，入手困難な試薬類を抽出・合成するなどの手間をかけて，実験を続けたのであった。

　同人は団結を計るため，江副によって"スッチョイ"と名付けられた，ささやかなビール・パーティを時に催したが，これには化学室の研究に声援を惜しまなかった石川準子（作業医療課医長）も屢々加わり，冬季にはダルマストーブを囲んで，談論風発，時の経つのを忘れる程であった。本館の化学室の上には研究室があり，そこでも猪瀬正（副院長），立津政順（医長），横井晋，石井毅等の面々が夜遅くまで脳病理組織学の研究に励んでいて，それに負けじと化学室の活動が続けられたのであった。

　昭和46年までは江副の指導の下に，飽くこともなく，覚醒剤中毒動物脳の解糖やモノアミン代謝の研究が続けられた。昭和48年，旧本館の解体により，化学室は消滅し，その機能の一部は新本館の臨床検査室に移されたが，研究活動は新設された東京都精神医学総合研究所（精神研と略す）で行なわれるようになり，松沢病院化学室はそれによって事実上終わりを告げることとなった。

　ただし，残った数人の同人によって，精神研での研究は続けられたことは言うまでもない。その後の神経化学的，精神薬理学的研究は主に臨床的研究に移り，実験的研究手法を用いる研究は病院内では行なわれなくなっていった。

　しかし，確かに化学の名称は消えたが，化学室に培われた研究精神は松沢病院の中に有形無形の形で残っていると信じて疑わない。

IV. 病理室　研究室の生い立ち・人材・研究・日常の生活
　　（現・第4研究室）

元松沢病院医員
元東京都精神医学総合研究所長
相模台病院長　石井　毅

　私が松沢病院の組織病理研究室に籍をおいたのはたしか昭和28年始めだったと思う。当時，研究室と言えば旧本館二階の階段横の組織病理研究室のことで，他の部屋は検査室と呼ばれていた。私は林道倫先生の紹介状をもって副院長室を訪ね，猪瀬先生にご教示をお願いした。先生は早速，院内を案内して下さり，さらに組織病理研究室の有名な長沢作一さんに引き合わせて下さり，組織病理標本の作り方について手ほどきを受けることになった。長沢さんは毎朝，念入りにメスを研いでおられた。おそらく一日のうち何時間はそれに集中しながら，仕事をされていた。当時は替え刃はなく，メス研ぎがよい標本の鍵であった。私も凍結切片用のメス研ぎを教わったが，うまくゆかず，もう少しで完成と思うと，刃こぼれして，また始めからやり直しているうちにメスの地金が現れて，使用不能にしてしまった。こんなに辛抱強く研ぐ人はいなかったですねーと笑われた。

　その頃，同僚として同研究室には本多誠司，水島節雄，秋山洋一先生がおり，公私にわたりお世話になった。

　長沢さんとはその後約20年，昭和48年に東京都精神医学総合研究所の発足まで親しく交際して頂き，陰に陽に教えて頂いた。私の神経病理学の技術は殆ど長沢作一さんの伝授である。その過程で，組織病理研究室の先輩たちの苦心とそれぞれの先生方の逸話なども伺ったが，今は年月を経て，その殆どは忘却の彼方にあるのは残念としかいいようがない。かすかに記憶に残っているのは西井烈（後の東邦大病理学教授）渡辺道雄，荒木直躬先生である。記録しておけばよかったと後悔の念しきりである。

　以後，とくに印象に残っている話しについて断片的ながら記載してみたい。研究室の歴史について，今は猪瀬，立津，横井先生が亡くなられた今日，私の記憶が唯一のものであるが，それさえも前述の様に心もとない不確かなものである。

　私の恩師，林道倫先生の話しでは，クレッペリンの下で勉強された呉秀三先生は病理の勉強もされたが，帰国後はピタリと病理を止められ，新しい精神医学の導入に専念された。しかし進行麻痺における特殊所見に関するものはヘモジデリンの沈着であり，林道倫の進行麻痺脳の鉄反応の証明という有名な研究の先駆となるものであった。林はさらにアルツハイマー原線維変化の研究を発表している。

大脳皮質正常構造の研究はのちに，杉田直樹，三宅鑛一の研究に受け継がれたが，ドイツにおける Brodman, Economo-Koskinas の業績を凌駕することはできなかった。しかし，私が米国のPennsylvania大学留学中に，Dr. GonatasからWistar 研究所で Dr. Naoki Sugitaの作ったラットの脳のアトラスは実に正確であり，君は彼を知っているのかと聞かれたことがある。

　有名な巣鴨髄鞘染色は誰の考案によるものか長沢さんに聞いた覚えがあるが，記憶していない。巣鴨から松沢に移ってから昭和の初期までは残念ながらみるべき業績がない。大正十年まででは三宅鑛一らの聞けつ型 CO 中毒，下田光造のてんかんの病理がある。しかし，伝統は脈々と残っていて，昭和に入って，研究論文の数は急に多くなる。吉益脩夫のHuntington 舞踏病の病理，昭和9年，稲田七郎の汎発硬化症，昭和11年，渡辺道雄の Pick病に関する症例報告はいずれも本邦における最初の報告である。渡辺道雄の Korsakoff精神病，関根真一の進行麻痺脳の研究，阿部政三の慢性二硫化炭素中毒，荒木直躬の実験的二硫化炭素中毒の研究などがある。長沢さんの話しでは，荒木直躬先生（後の千葉大学教授）は最も熱心で一枚のニッスル標本を2時間以上も顕微鏡を覗いておられたという。昭和33年に私が千葉大学で開かれた関東精神神経学会に汎発硬化症の1例を報告したとき，荒木先生がすっくと立って，皮質の神経細胞の脱落といったが，ちっとも落ちていないではないかといわれて，立ち往生した覚えがある。昔の人の実力は侮れない。

　渡辺道雄先生も早発性痴呆の脳髄病理組織について論文を書いておられるが，大脳皮質の神経細胞構築の精密な写真を撮られたと長沢さんは感嘆していた。研究室の一隅には大脳皮質の細胞構築の見事な写真が残っていたのを覚えている。鰭崎轍も分裂病脳の病理組織学の論文を残している。

　古川復一先生はピック病脳の研究で有名である。昭和30年当時はまだ戦前の研究の標本があった。そのころの標本の数は大体1000例くらいと記憶している。もちろん，当時としてはわが国最大のコレクションであった。病歴も保存されていた。ピックの標本といえば，戦後まもなく3例のピック病の脳の見事なホルツアーと髄鞘の半球標本があった。立津先生はその一例は内村先生が他の診断を下されたが私はピックにちがいないと主張し，解剖したらピックであったと話されていた。

　昭和5年に林　暲（後の松沢病院長）は仮性硬化の一例を記載した。類似の症例はそれ以前，大沢の記載があるのみである。昭和13年に渡辺道雄・奥田三郎も同様の症例を発表した。彼らは，これらの症例を Wilson-Pseudosklerose に近縁のものと結論している。今読み返してみると，その記載は正確でまさに猪瀬型肝脳変性疾患特殊型そのものである。そこには，この症例の臨床上の特徴，ことに繰り返す意識障害発作および肝と脳の病理所見上ウィルソン病と似ているが異なると明確に述べられている。その後，長沢さんの話しでは，林院長は類似の症例がある毎にこれは猪瀬君の症例だよといっては，猪瀬先生を激励していたという。林院長がいかに後輩を育てようとしていたか，先輩の広く温かい気持ちを学ばせられた。林院長は博識であるが，オリ

ジナルな論文がないなどの批判をする向きもあったが，とんでもない誤解である。

猪瀬正は昭和24年，4例の肝脳変性疾患特殊型を報告した。これは後に猪瀬型肝脳変性疾患として神経学分野で世界的な話題となった名著であり，猪瀬の名と共に松沢病院の名を高くしたオリジナルな論文であった。

猪瀬先生はその後，昭和29年，第51回精神神経学会シンポジウム「老人の精神医学」において「老人脳の病理」を発表した。この報告で私は対照脳約30例のビルショウスキー塗銀標本を作り，知的に健康な老人脳と老年痴呆脳の老人斑とアルツハイマー原線維変化の比較を試みた。長沢さんの技術指導で，毎日指を真っ黒にして銀染色を行ったことをなつかしく思い出す。昭和30年頃，夜8時頃まで勉強または鏡検していると，猪瀬先生が研究室に来られて，しばらくすると，"石井君，茶をのもう"といわれて，立津先生と三人で10時頃まで四方山の話しを伺った。多くの研究の話し，昔の先生の逸話，外国の学者や論文の批評などで，非常に楽しかった。猪瀬先生の人物批評の鋭さや，学問に対する厳しい姿勢はその後の私の精神医学の臨床と研究の考え方に強い影響を与えたと思っている。このような夜が約2年続き，先輩の先生方や全国の有名な大学教授のことなど，身近に感じられるようになった。

立津，後藤，藤原による覚醒剤中毒の臨床的研究は世界に誇るべきわが国独自の業績である。立津先生はその臨床像把握の為に心血を注がれ，ときには女子病棟に泊まり込んで終夜患者の状態を観察されたと聞いている。医学書院1956年発刊の「覚醒剤中毒」は不朽の名著として最近再発行されたが，当時の問題提起，ことに内因性精神病との関係は，今日なお新鮮な迫力をもってわれわれに迫るのである。覚醒剤中毒は精神分裂病との症状の類似から内因性精神病のモデル精神病となり，臺，江副，加藤，葉田らによる慢性覚醒剤中毒および精神分裂病の生化学研究および立津らによる病理組織学的研究に結実した。

立津政順は昭和33年，「黒核障害例に関する臨床的・病理学的研究」を発表した。これはEconomo 脳炎後遺症についての研究である。当時，黒核の障害と精神症状の関係を論じた立津の考え方には，多くの批判があった。しかし，今日分裂病の dopamine 学説，それに Huntington 舞踏病の精神症状と dopamine neuron の関係，Parkinson 病において，L-DOPA 投与によりしばしば幻覚，妄想等の精神障害を惹起する等の事実を考え合わせれば，上記立津の Economo 脳炎の研究は活性 amine 系異常と精神症状の関係を示唆されたもので，いわゆる当時の学会の常識にとらわれず自らの観察に発して学説を立てた点で，学問の正道を歩んだものであり，その直感力と学問的姿勢に敬服の念を禁じ得ない。

立津政順の精神分裂病脳の病理学的研究は長沢さんの技術によるものである。長沢さんはパラフィン薄切切片を塗銀する方法を考案し，立津先生は分裂病の脳の神経細胞の樹状突起が分岐も少なく，硬直して太くなっていることを見いだしたのである。この論文は Acta Neuropathologica に発表された。技術の困難もあって，追試は難しく，他の研究者による確認はされていないが，樹状突起に何らかの変化，たとえばシナップスの減少などがあり，それが反

映された所見ではなかったかと今では思っている。

　ある日，京王線の電車の中で島崎敏樹先生に偶然お目にかかり，石井君今なにやってるのといわれた。その時，僕が染めた川島みつという症例があるはずだが，bearbeiten してみては，と言われた。私は川島みつの標本をみたがどんな病気なのか見当もつかなかった。この例はのちに横井教授が本邦最初の SSLE（Subacute Sclerosing Leucoencephalitis, 現在の SSPE, Subacute Sclerosing Panencephalitis）として報告された。SSLE はのちに1933年に報告された Dawson の Inclusion body encephalitis と同じ疾患であることが判明し，その封入体には電顕的に麻疹ウィルスが証明された。培養細胞の中に麻疹ウィルスの電顕写真を初めて撮影したのは，元精神研の小柳新策博士で，当時 Wistar Institute に留学中の仕事であった。私は1970年，ペンシルヴァニア大学の神経研究所で小柳先生と会い，後に東京都精神医学研究所にお迎えした。汎発硬化症の1例は昭和34年横井，石井によって報告されたが，丁度そのころ Tuebingen 大学の Pfeiffer 教授が酢酸クレジットヴィオレットを用いて白質のリビドに metachromasia を証明し，Metachromatic Leucodystrophy は一躍世界の注目をひいた。脱髄はアメリカで多発硬化症が大きな問題になっている関係で，当時わが国の神経学会でも日本に多発硬化症があるかないかで論争があり，McAlpine らが九州の症例を多数 MS と診断した。これらの症例のほとんどは少数を除いて実際 MS であったかどうか剖検による確認はされていない。わが国のMSは汎発硬化症に類似した病理を示す例が多いとされているが，我々の報告した1例は MS ではなく Metachromatic Leucodystrophy でもなかった。しかし，これを機会に横井，石井と Dr. Pfeiffer との親交が始まり，現在も続いている。横井先生はその後 Dr. Austin のところに留学され，先生が亡くなられたあとも奥方と親交があり，米国を訪問された。学問上の交流が友情と個人的，家族的交流に発展するのはよくあることである。このような Familienverkehr は私自身も多く経験し，外国の研究者と現在も親交を続けられるのは研究者冥利につきるといえよう。

　巣鴨法を凍結切片で行うのは困難であった。当時はまだパラフィン半球切片は用いられていなかった。凍結切片を dichromate で媒染すると半球切片は脆くなり，切れ切れになってしまう。そこで私は切片をすくい上げるのに，当時馬の毛で作った豆腐の裏ごしを使うことを思いつき，これは大成功で，綺麗な半球髄鞘標本ができた。臨床神経学第1巻2号（昭和36年1月1日発行）に掲載されている私の「Schilder氏病の一剖検例」の写真はこのようにして作られた標本である。この方法は長沢さんも永く使った。

　昭和37年，江副勉先生が浴風園長尼子四郎先生の主催された第3回老年医学会総会で，「老人脳の退行性変化」について特別講演をされた（老年病6:103-112, 1962）。私は江副先生の依頼でその原稿を書いたが，それは老人脳の病理の総括になってしまった。後に尼子先生は老年精神障害の話しを期待されていたと聞いたが，そうだとすると私の勘違いであると同時に私にはそれしか能力がなかったとしかいいようがない。しかし，この準備の過程で，私は老年痴呆脳の脳幹と視床下部に多数のアルツハイマー神経原線維変化のあることを発見し，それを後に Acta

Neuropathologica（1966）に発表した。

　横井教授が横浜に赴任されてからは，松沢病院の病理解剖は私独りで行わざるを得なかった。当時は冷蔵庫もなく，患者さんの臨終が近いと，夜も待機して，解剖を行った。真夜中の二時に解剖室（松林の中の一軒屋）で独りで解剖したことも忘れられない。

　昭和34年，私は「老人性病変の組織化学」という論文を精神経誌に発表した。この論文で思い出すのは，Pearceの組織化学の教科書をたよりに新しい方法を試みたので，数々の失敗を重ねた。たとえば，PAS染色でどうしても発色しないので，諦めてスライドを水道水の中に捨てて，昼食から帰ってみると見事に発色していた。本を読み返すと，染色の最後にtap water で洗うと書いてあった。私は岡山大学の精神科研究室で化学実験をしていたので水といえば蒸留水と思いこんでいたのである。

　研究室にはその後浜田晋，南雲与四郎先生が来られた。南雲さんは病理をやるつもりはないが，ここにおいてくれと言う。そうもいかないので，私は彼に脳幹部のレヴィー小体の分布をお願いしたが，彼は同小体の組織化学的研究をした。浜田先生は東大脳研病理の白木教授の指導を受けておられ，松沢では浜田晋，石井毅の「日本脳炎後遺症の病理学的研究」は精神神経学会賞を受賞した。

　その頃，松沢病院の組織病理研究室には前熊本大学精神科教授の宮川太平，東北大学精神科の小笠原逞，近藤重昭先生らが内地留学の形で来られて脳の組織病理学の勉強をされた。私が臺教授の御推薦によりクリーブランドのウェスタンリザーブ大学病理研究所（Dr. Reinhard L. Friede）に留学している間に東大から秀才の誉れ高い松下正明さんが来られた。松下先生とは老人脳，日本脳炎後遺症の症例（吉原風邪）その他沢山の仕事を一緒にさせて頂いたが，その親交は現在も続いている。

　そのころ研究室には吉田哲雄，森松義雄，花輪昭太郎，坂本皓哉，町井洋子，高橋克先生がおられた。また，病理には興味がないが研究室おられた先生方も多い。たとえば，岡田靖雄，山崎達二，竹中星郎，河野恭子，長谷川源助，臼井恒三，高橋宏先生など多士済済で，それぞれの分野で活躍された。

　米国から帰った私は酵素組織化学に挑戦したがクリオシュタットもない中で，毎朝新宿にドライアイスを買いにゆき，切片を作ったりして，1969年精神経誌に老人性病変の酵素組織化学的研究を発表した。電顕もやりたいと思ったが，かなわぬ夢で，昭和45年，無理をして病院に迷惑をかけながら，Pennsylvania大学に留学し，Dr. Gambetti（現Western Reserve 大学，病理研究所教授）の指導を受けた。

　松沢病院長江副勉先生のきもいりで，1971年より組織病理研究室のCPC（Clinico-pathological-conference）の記録を症例報告として雑誌精神医学に11回にわたって掲載された。当時，有名な東大紛争の最中であり，研究があたかも罪悪であるかの様な誤解があった中でわれわれの心意気

を示したつもりになっていた。

　昭和48年に私は松沢病院から東京都精神医学総合研究所に移った。と同時に長い間お世話になった長沢さんに別れを告げなければならなくなった。辛いことであった。松下先生も精神研に移られて，病理の流れはそちらに移った感があった。しかし，松沢病院の病理と研究所の協力関係は一時ぎくしゃくした時期もあったが，現在では非常によい関係にある。これに関しては，現精神研所長の松下正明，神経病理研究部門の池田研二，現横浜市大教授の小坂憲司，現検査科長の土谷邦秋らの諸先生の努力を多としたい。

　遺憾なことは松沢に戦前から保存されていたツエロイジンブロックと標本，長沢さんが戦中から戦後にかけて，アルコールの乏しい中で毎週，アルコールを瓶に補充されるのを私はみてきたが，それが現在どうなっているか心配である。捨てられたという噂を聞いたが，本当だろうか。

　基礎的な医学研究の中心は分子生物学や神経化学に移ったようにみえるが，精神医学にとって臨床研究とそれを裏付ける病理学の重要性は少しも減少していない。たとえばアルツハイマー病にしても，学会を覗いてみると，アルツハイマー病の患者はおろか，その症状も全く知らない人達が，遺伝子やDNAの問題を論じている。それ自体は結構なことであるが，とんでもない見当違いにならなければと心配する。頭の古い老人の繰り言と思われるかもしれないが，我々はあくまで医師であり，患者の生命を守るという臨床医学の出発点を忘れてはならないと思う。今後，松沢病院においても臨床病理の研究が新しい分野の技術を入れながら，形を変えてでも永く続けられてゆくよう心からお願いするものである。

V．旧本館第5研究室の住人とその仕事
（社会精神医学　現・第5研究室）

岡田靖雄

1．

　3月に藤原豪さんから，松沢病院の各研究室史の一環として，心理室史をかいておられるとうかがった。そのとき，第5研究室ということはまったく頭にうかばなかった。いまその歴史をかくようにわかにもとめられて，つんであるなかから関係資料をさがしだす余裕はなく，いま身のまわりにある資料と記憶とによってかかざるをえない。

　執筆依頼状によると，市場和男さん，吉田哲雄さんもこの部屋におられたようだが，それはしらない。1966年（昭和41年）6月に東京大学医学部助手となってうつったときには，4年で松沢にもどる積もりでいた（院長の江副勉さんも東京大学教授の臺弘さんもその点了承しておられた）。はじめは松沢にしょっちゅう出入りしていて，第5研究室に居場所もあった。間もなく大学闘争がはげしくなってからは，月に1回研究会のために夜くるぐらいになった。そこで，どんな方がここにはいられたかしらぬままで，1973年（昭和48年）6月4日に本館が移転してからこの研究室がどうなったかはしらぬ。

　旧本館は南面の，東西にながい，左右対称の建て物で，東の階段をのぼると，そこは研究室（組織病理の，しかし単に"研究室"といえば巣鴨以来の伝統あるこの部屋だった）があり，その南側に医局がでばっていた。西の階段をのぼったところにあったのは心理室で，その南側には会議室があった。両方の階段にはさまれて，東側から講義室，院長室（玄関の真上），副院長室，図書室，小会議室があった（廊下が南側で，各室は北側）。

　研究生から医員になったのは1959年（昭和34年）4月，当時院長・副院長・医長・医員は計18名，腰をすえた研究生が3名いた。医員の定員はその後すこしずつふえだして，1965年5月からは，それまで自由ではげしい討議の場であった医局会議に，院長，副院長，医長は出席しないということになった。医者がふえるにつれて，それまでの研究室では机がたりなくなった。会議室があるのだから，講義室はいらぬとなったのだろう。

　講義室のうしろの方（院長室より）に，病院模型や患者さんの造型作品（そのなかには芦原将軍の胸像などもあった）が雑然とならんでいた。旧講義室を半分ずつに区ぎって，その西側半分を上記資料をおさめる資料室とし，東側が研究室とされた（この東側，西側は逆だったかもしれない）。これが1963，4年のことだったろう。

　1956年11月から翌年5月まで，東京大学からの留学生として研究生だったときには，南方軍司令部であった作業医療科にカバンをおかせていただいた。1958年4月にふたたび研究生になった

ときには，研究室の立津政順医長の隣りにすわらせていただいた。組織をやろうという気はあって，なにかちょっと手をだしかけたか。しかし，不潔病棟とよばれていた受け持ち病棟に没頭していて，研究室の旅行計画がすすめられているのをしらずにいて，参加できないということもあった。夜中に断水することがあった当直の夜，水がでぬままに水道栓を全開にしておいて，翌朝，下の化学室を水浸しにするご迷惑をかけたこともある。

さて，新研究室ができるなら社会精神医学の部屋にしようとあつまったのは，心理室から吉岡眞二さん，金子嗣郎さん，長谷川源助さん，そして研究室からはぼく。上妻善生さんがくわわったのは，すこしおくれる。吉岡さんはやや年長で声おおきく，便所で独語するといわれ，ニコニコしながら人使いのうまいカリスマ的人物だった。赤ら顔の金子さんは如才がなくて多方面に人脈をもっており，このことをほこってもいた。長谷川さんはおとなしそうだが，会津士族で薩長輩を仇としていた。上妻さんは九州男児，あるときの医局会議でどなたか医長の提案を"それは国際薬局方違反だ"としりぞけ，"いや，国際薬局方なんてありませんでした"と次回にあやまった。

2.

5番目の研究室はできたが，そこで特別の研究がされたわけではない。というよりは，もっとおおきな動きの流れの一時期として第5研究室はあった（それだけに，ずばり第5研究室という印象はうすい）。その動きの流れをしるしておくことが適当だろう。

1956年に研究生としてきたとき，江副医長を中心に勉強の気運がもりあがってきて，7，8名でW. Mayer-Gross, Eliot Slater, Martin Roth の "Clinical Psychiatry" から，"Administrative and Legal Psychiatry" のたぶん前半と "Child Psychiatry" の章をよんだ。訳稿の整理をぼくも手つだって，それを院内で印刷し，院外にも配布した。前者は『精神衛生行政』と，後者は『小児精神医学』と題していたろう。こちらは前者の訳出には自信をもっていたが，刊行が1958年になったろう後者の方が評判よくて，"よその先生たちは学問がおすきなんだね"といいあった。

研究生としてもどって間もない1958年8月に病院移転の動きが表面化し，11月25日の医局会議で，精神病院のあり方を真剣にかんがえていこうということになった。そして，12月27日には第1回病院問題研究会がひらかれた。この研究会は当初は1，2週間に1回ひらかれて，はじめは医局員のほとんどが出席していた。1959年3月30日に，無断離院患者による神社放火事件がおこって，当時さかんになりつつあった患者さんの自由散歩に差し支えがでたことから，会の名を"オープンドアの会"とし，間もなく病院問題研究会の名に復した。

他方，"Child Psychiatry" を訳しおえたのち，もうすこし勉強をすすめようと，吉岡さんがT.P.Rees の論文 "Back to moral treatment and community care" をさがしだし，藤原さんとともに写真にとりやきつけて，11名ほどで分担し訳したものを，江副さんとぼくとでまとめ

た。当時は"moral"の意味をつかみきれず，"道徳"としていた。印刷は院内の印刷所にお願いし，できあがったものは『これからの精神病院シリーズ・1』として，全国的にも配布した。表紙裏には"この小冊子をいろんな悪条件にもかかわらず，日夜患者の治療にあたっておられる看護員・作業指導員の諸兄姉に捧げます"とはいっている。この『道徳療法とコミュニティ・ケアへの復帰』の発行は1959年2月14日だった。看護長の北島治雄さんは，各地で精神科看護関係の会合があるたびに，『シリーズ』をうってくださった。

　病院問題研究会が，"オープンドアの会"から一時期"これからの精神病院ゼミナール"とよばれていたのは，『シリーズ』刊行と病院問題研究会とが一体化した時期があったからである（どちらも中心になるのはおなじ医者たちで，出席は自由であった）。研究会の記録はとってあるが，すぐにはとりだせない。

　『シリーズ』はWHO専門委員会報告などの翻訳だけでなく，院内・院外からの書き下ろしもふくめて，1966年の11月にいたった。"研究にばかり熱心な松沢の医局が，よくもこんなものをだしてくれた"と，はじめは好評だった。病院の改築がすすむなかで，"いいことかいているが，なにも実現できていないじゃないか"との先輩の批判がきこえだした。この点はぼくらのあいだでとうに問題になっていて，終わり頃には刊行の間隔がのび，ついには継続の気力もつきた。とはいっても，この『シリーズ』は当時の病院精神医学に一石を投じたものだった。ある方の病院精神医学の総説の半分は，『シリーズ』からの引用といってよいぐらいだった。

　『シリーズ』は吉岡さんが交渉して，途中からは府中刑務所で印刷されていた。もとよりはっきりした形のものではなかったが，『シリーズ』刊行の組織は，"売文社"と通称されていた。吉岡社長，江副会長（のちには顧問）で，重役は藤原さん，蜂矢英彦さん，浜田晋さんにぼくで，浜田さんが経理本部長，ぼくが企画本部長だった。

　『シリーズ』刊行と平行して，医局有志から院内職員への働きかけもはじまった。藤原さん，吉岡さんの呼び掛けで1959年2月7日に第1回院内懇談会がひらかれ，これは年内に第4回にいたった。その藤原さんは6月1日に梅ヶ丘病院にうつってしまった。

　ゼミナール参加の医者が中心になって，日本看護協会でだしている『看護』の1960年（昭和35年）の1月号から，「新しい精神科看護講座」を連載しはじめた。3年5か月連載したこれは，1964年4月20日に，江副監修，吉岡・岡田編集の『新しい精神科看護』として刊行され，症例中心の記述が好評で，刷をかさねた（この本の編集は，のちに浜田さんがひきとる形になり，『精神医学と看護』としてだされた，これも刷をかさねたようだが，両者の内容には表題なみの違いがあった）。

　まえの院内懇談会をうけて，1961年9月7日に吉岡さん，蜂矢さん，ぼくなどが中心で，第1回看護研究会をひらいた。作業医療科の人もでやすいように，会の名称は間もなく医療看護研究会とあらためた。たぶん月1回ひらかれていた。

3.

　いまおもいかえしても，ずいぶん多面的に精力的に活動したものだ。江副さん（女子部医長→1960年副院長→1962年院長）がいたことがおおきかった。こういうなかで，1959年11月に病院の現地改築の方針がかたまり，改築の方針が討議されだし，ついには改築もはじまった。そこには，討議されてきた病院改革の理念はいかされなかった。江副さんは副院長になったとたんに改革派の指導者（あるいは扇動者）から気ままな体制順応派に転じ，売人社社員あるいは"7人の侍"から医長になる人がでてきて，お互いの同志感もうすらいできた（レーニンにならっていえば，"地位が意識を決定する"）。

　ところで，精神衛生法改正の動きは1962年あたりから具体化していて，加藤伸勝さんとぼくとは1963年から厚生省精神衛生課の研究会に参加していた。医局では1964年1月27日から，病院問題研究会で精神衛生法シリーズをはじめ，6月2日まで10回かの研究会をおこなった。これには，厚生省技官の大谷藤郎さんはじめ院外からの参加もあった。ライシャワ大使刺傷事件につづく精神衛生法改悪の動きにたいし，精神衛生法改正対策連絡協議会事務局が医局におかれた。加藤さんとぼくとが外回りの中心で，医局では吉岡さんが長机のうえにすわりこんで，医者どもを叱咤激励しまた大笑していた。

　この機会に精神衛生法シリーズの成果を緊急にまとめて，松沢病院医局病院問題研究会の名で『精神衛生法をめぐる諸問題』の題で8月10日に発行し，各方面に配布した。このまとめにあたったのは，吉岡さん，長谷川さん，金子さん，新井俊一さんとぼくとだった。このとき編集者として精神医療史研究会の名をだした。これはまだはっきりした組織とはなっていなかったが，翌年の呉秀三先生誕生100年記念行事をひかえて，呉先生について資料をあつめだしていたし，『精神衛生法をめぐる諸問題』では歴史的手法をおおくとりいれていた。

　第5研究室ができたのは，この前あたりだったろう。栄養士の鈴木芳次さんがみせてくださった『精神病者私宅監置ノ実況』（内務省本）をあの部屋でみた記憶がぼんやりとある。そこで，第5研究室にあつまった人たちは，社会精神医学といっても歴史への志望をつよくいだいていたのであった。それに上記のように，呉先生の記念行事，また松沢病院の創立90年（1969年）もとおくはなかった。

　1965年におこなわれた呉先生生誕100年記念行事の記念誌に，先生の業績目録をいれるつもりで，資料収集にかかったのが1963年だった（同時に，精神衛生行政史の資料もあつめた）。このあたりからが第5研究室の仕事になる。このさい吉岡さんは持ち前の組織力を発揮して，主として看護科の大木慧子さん，鈴木孝義さん，鈴木佑子さん，中田賞布さん，浜田皎子さん，林千代子さん，吉田智恵子さんにも手つだってもらい，何人かで国会図書館にかよい，書庫にはいりこんでいた。

　しかし，呉先生がかかれたものはあまりにおおく記念誌におさまりそうにない。そこで，呉秀

三先生業績顕彰会が1966年1月につくられ，解説つき目録は同年3月末に刊行する予定であった。一部分は浜田晋さんの協力をえて，吉岡さん，長谷川さん，金子さんとぼくとで原稿をかき，全体をぼくが編集しおえたのが，1969年末になった。B5版で600ペイジをこす大冊となった『呉秀三先生 － その業績』が実際に刊行されたのは，さらにさらにおくれて1974年3月となった。

　というのは，松沢病院90年史があったのである。創立90年にあたる1969年に90年史をだそうと，吉岡さん，長谷川さん，ぼくで原稿をかいた。それが1969年度内，つまり1970年3月までに都の公文書として刊行されることが一旦きまっていた。公文書となるので，「むすび － 松沢病院の将来と展望 －」の章などは，表現をやわらげるために長谷川さんがだいぶ苦労されたらしい。期限つきなので，『呉秀三先生』よりこちらを優先するよう印刷所とも交渉した。一旦きまった都の予算がどうしてだめになったか，江副院長とともに吉岡さんが都庁との折衝にあたっていたのだが，くわしいいきさつはきいていない。"あれの名がでているのに，おれの名がでていないじゃないか"と足をひっぱる医者がいたことはきいている。そんなゴタゴタでこの刊行はおくれて，かいた3人が費用をだしあって『松沢病院九〇年略史稿』をだしたのは，1972年（昭和47年）11月になった。その頃には3人とも松沢をはなれていた，－ 吉岡さんは1970年に上川病院を開業し，長谷川さんはその年に青山病院にうつり，ぼくは同年に東京大学をやめて峡田診療所にうつっていた。

　上記のような事情があったとはいえ（さらに，吉岡さんの開業準備もからんでいたようだが），『呉秀三先生 －その業績』の発行が8年もおくれたのは，なんとも申し訳ないことであった。そこで，発行のまえには顕彰会会員に再登録をお願いし，再登録されない方（"もはや老耄で大著をよむ気力がない"といった方がおられた）には，お詫びとともに当初会費の倍額をお返しした。この過程で珍事がおこった。M先生から"友人某には再登録の案内がなかったが，どうしたことか"との問い合わせがあった。会費の振り替え用紙は長谷川さんのところに保管されていて，そこに某氏のものはなかった。その旨M先生にご返事をさしあげたが，先生の再度のお手紙の内容は，テメエ，フザケルナ，コノドロボウ，ペテンシ，カタリ，カネカエセ，というにちかいすさまじいもので，端麗で芸術的とさえいえる先生のいつもの論文とはまるでちがっていた（このお手紙はどこかに保存してあるはずで，あるいは病志の材料となるかもしれない）。途中で遅れのお詫びを2回だしているとはいえ，あまりの遅れが問題の原因だったことはうごしがたく，病院の先輩からも，"あの会費はほかに流用しているのではないか"といった噂をながされるほどであった。

　あとの2冊は関係者が第5研究室をはなれてからになったとはいえ，『精神衛生法をめぐる諸問題』，『松沢病院九〇年略史稿』，『呉秀三先生－その業績』は，第5研究室の仕事である。もっとも，日本の医学界には医学史研究を正当な研究業績とみない傾向もつよい。これらも，好事家の道楽とみられるなら，それもよい。

　他方，医療看護研究会も吉岡さんとぼくとが中心で，ときには長谷川さんもくわわってつづけ

ていた。かなりの期間，会議室がほぼ一杯になる盛況であった。吉岡さんがさってからは当然に勢いおとろえて，最後の頃は小会議室にぼくにちかしい看護者が数名あつまるだけになっていた。これも，ぼくが東京大学をやめるときに，終わりにした。ずいぶんながくつづいたこの研究会の記録は，二宮冨美江さんが丹念にテイプをおこしてくれたものがとってある。

当時，医局外では公式の研究，再教育活動はほとんどなかった。看護科で新人教育と夏期講習のようなものとをやっているだけだったろう。研究会で病院首脳部批判がでることはあったろうが，研究会が首脳部批判を目ざすものではなかった。しかし，看護科首脳部からはウサンくさいものとみられていたようで，ときどき中傷めいたものがきこえてきた。

4.

ぼくらがしてきたことはなんだったのか？ぼくと入れ違いにちかかったある人は，松沢病院での改革運動は内での努力をともなわない，もっぱら外向けのものだった，という意味のことをかいた。かれは精神衛生法改悪反対運動のときのぼくらの動きしかみていないのかもしれない。全職員の支持，応援があってはじめてできたあのときの活動には，挫折した改革のエネルギーを外に発散する，といった面のあったことはたしかだが。

さて，ぼくらがあつめた資料－その大半は図書館でとった複写であった－はかなりの量にのぼった。このための資金は，塩野義製薬株式会社，ならびに吉富製薬株式会社からの援助によるもので，横田和夫さんおよび上野幸夫さんがそれぞれお骨折りくださった。"天下国家のため"と大義名分をかざしてこういう交渉をまとめあげるのは，社長の腕だった。この資料は院内の空室におかせていただいていたが，それもかなわないことになって吉祥寺に部屋をかりてうつした。

これを機会に旧第5研究室の住人，吉岡さん，長谷川さんとぼく，さらに藤原さんがあつまることになり，さらに精神科医療史研究会という全国的にひらいた組織としたのは1983年末のことである。年に数回の研究会をおこない，資料通信をだしている。この組織になってから本も2, 3あたらしくだした。もっとも，全国的組織などいってみても，会員は40名たらず。

『これからの精神病院シリーズ』は，1964年に1-10の合本をすでにだしていたが，1983年3月には1-11の合本を研究会としてだした。『精神衛生法をめぐる諸問題』は，精神病者監護法以来の歴史をしらべるにはかかせない好資料である。"此邦ニ生マレタルノ不幸"の句を巻頭にかかげて，いまは有名になりすぎた呉秀三・樫田五郎の『精神病者私宅監置ノ実況』に再評価の光をあてたのも，これだった（あの論文は，当時の関係者のほかにはまったく忘却されていたのである）。研究者のあいだにはこれをもとめる声がたかいときいて，研究会に2, 30冊のこっていた頃，『精神医療』誌に広告をだした。この広告によりうれたのは1冊だけだった。そして今は，この存在をしらないらしい精神衛生立法史も目にするようになってきた。もっとも，ライシャワ事件後の盛り上がりについても，あれがその後の乱れのきっかけとなった，という見解を，当時身

ぢかにいた人からでた，ときいてもいる。

　第5研究室とは，松沢病院改革にたちあがった有志（"志士"といってもよいか）の生き残りが身をよせた所といえるかもしれない。ここにはのちに研究生の竹中星郎さんもおられたかに記憶する。この竹中さんと上妻さんとはお元気である。この数年に吉岡さん，長谷川さん，金子さんと仲間の死があいつぎ，第5研究室でのこるのは俺一人という気がつよくする。

　第5研究室をうけついだつもりの吉祥寺の部屋は吉岡さんとぼくとで維持してきた。一人でこれをささえていけるのも，せいぜいあと数年だろうし，この仕事をうけつぐ人はそだてられなかった。あたらしいものがのびていくには，ふるいものはきえていかねばならない。それは世の道理であるにしても，残念におもう心も切である。

　どうも，第5研究室という枠をこえたことばかりかきつらねたようで，これは老いの習いかもしれない。

　本稿の前半にかいたことは，ぼくの『精神科慢性病棟　松沢病院1958－1962』（岩崎学術出版社・東京，1979年）にややくわしくかいてある。

　　　　　　　　　　　　　　　　　　　　　　　　　　　　　　　　　　（2000.6.30.稿）

5. 松沢病院史に関する主要文献解題

(松沢病院の歴史に関する主要文献のうち,松沢病院図書室で閲覧可能なものを挙げ,簡単な解説を付した。この他に,巣鴨病院,松沢病院の事業報告,年報などの公的な資料があり,また,諸先輩の回想録・追悼文集や,著作の中での一部に巣鴨病院や松沢病院に言及してあるものは多いが,省略した。)

○呉　秀三　「我邦ニ於ケル精神病ニ関スル最近ノ施設」(1907・明治40)
　東京医学会二十五周年記念誌　第二輯　1-169,

東京医学会二十五年記念誌第二輯に発表された長文の記念論文で,昭和52年5月に,精神医学神経学古典発行会(創造印刷)から,復刻出版されている。わが国の精神病学,精神病治療施設の明治以後の発展を明治43年ごろまで詳細に述べている。はじめに東京大学を中心とした「我邦ニ於ケル精神病学ノ学説変遷ノ大綱」,「精神病学ノ教授機関ノ変遷」,「精神病院ノ発達」,「精神病学ヲ専攻シ又ハ之ニ関係アル人々」について述べられ,次いで「精神病学ヲ教授研究スル設備」,「精神病者ヲ収容又ハ処置スル設備」,「精神病者ノ待遇及ビ処置」の項目が多くの写真入りで詳しく述べられている。本年表を含めて,昭和以後の巣鴨－松沢病院の歴史の明治時代に関する記述はほとんどがこの書の記述によっているといってよい。巣鴨病院の歴史はもちろん,当時存在した三つの帝国大学,13の医学専門学校について,それぞれの講座の歴史,主任教授の略歴や講座の構成員,附属病院の紹介などがある。

精神医学・神経学古典刊行会復刻版の金子嗣郎の解説では明治40年発行とあるが,内容は明治43年頃までの記載を含んでいる。なお,「呉秀三教授在職二十五年記念誌」にも掲載されている。

○樫田五郎　「日本に於ける精神病学の日乗」

我邦精神病学及びその関係事項の明治以降の年表(自明治元年至大正十一年)。明治元年(1868)から大正11年(1922)までのわが国の精神病学関係の施設,教育,人事,著作,事業などについての詳細な記録。「呉秀三教授在職二十五年記念誌」に掲載されている。

また,昭和52年に,精神医学神経学古典刊行会(創造出版)から,呉秀三「我邦ニ於ケル精神病ニ関スル最近ノ施設」の(附)として復刻刊行されている。樫田五郎は大正2年東京帝国大学医科大学卒業,精神病学教室に入局。大正3年から大正5年まで巣鴨病院に在職,大正10年

7月に内務省衛生局予防課が設置された時，精神病及び救療に関する主任技術官となった。「精神病者私宅監置ノ実況」の報告書を呉秀三と連名で内務省に提出した。

○東京府立松沢病院医局同人「東京府立松沢病院ノ歴史」
呉秀三教授在職二十五年記念文集　第3部，1928
　　第一：東京府立松澤病院の歴史
　　　　　　明治7年から大正11年までの編年体の記述。
　　第二：東京府立松澤病院の組織及び内部生活の今昔
　　第三：東京府立松澤病院即ち現今の建物・設備・組織及び内部生活状況
　　第四：将来の企画
付録として，明治12年から大正10年までの院長，医員，書記，薬局員，看護長の名簿，在職年月日がつけられている。

○内村祐之　「榊俶先生と東京帝国大学精神病學教室の創設」
精神神経學雑誌，44巻1号，1940
昭和14年11月25日東京帝国大学精神病学教室開講50周年記念講演会における特別講演で，東大の精神病学教室の創設の歴史について考察し（ベルツの精神病学講義の開始が明治12年，榊教授が精神病学の講義を開始したのは明治19年12月3日，精神病学講座の制定は明治26年であるなど），明治10年から明治29年12月7日までの榊教授の日記のうち精神科に関する部分の詳細な引用がある。日記には学生への試験問題なども載っており興味深い。榊先生の業績が詳しく述べられている。

内村教授の次の文章は，医学史研究の意義をよく述べている。『諸君，父祖の遺産を忠実に守り，その基礎の上にさらに新たなる発展を期するのが，子孫たる者の義務であります。我々はそのために，時々その歴史が経来たった道程を回顧して，現在の立場を再認することを必要と致します。歴史は感傷ではなくて，実践への拍車であります（中略）。我国における幾多の先覚者の荊棘の道を，我々は常に顧るべきであると思ひます。就中榊先生への回想は其のもっとも主要なものの一であり，之によって吾々は「日本に於けるおける精神病」のみならず，「日本の精神医学」へと志向を高め，更に「精神医学を通じての日本文化」の理想を培いたいと思ふのであります』。

この講演は，榊俶先生顕彰記念誌（1987）にも再録されている。

○林　暲　「東京都立松沢病院75年略史」　都立松沢病院，1954

創立75年を迎えて，東京府癲狂院の草創時代から，巣鴨病院，松沢病院の歴史，覚醒剤中毒，研究室の現況，将来のあり方を述べた，第2次世界大戦後にはじめて院長が書いた通史である。元来は小冊子の私家版として出版されたが，後に「林暲先生追悼記念集(1983)」に再収録されている。

○呉秀三先生生誕百年記念会誌，東京大学医学部精神医学教室内，呉秀三先生生誕百年記念会（編），1965

1965年の呉秀三先生生誕百年に当たって，東大精神医学教室関係者を中心として（会長内村祐之，準備委員長秋元波留夫，実行委員長江副勉）編集されたものである。昭和40年2月13日10時から多摩霊園で行われた墓前祭の記録，同日午後に開催された第58回関東精神神経学会でのシンポジウム「呉秀三と病院精神医学」と関連一般演題の記録，第62回日本精神神経学会総会での呉秀三先生生誕百周年記念講演，林道倫「日本精神医学の回顧と展望」，その日の夜，ホテル・ニュー・オータニで開かれた記念晩餐会の抄録，日本医事新報に掲載された記念座談会が掲載されている。なお，この記念会から1万5千円が呉賞牌寄金として日本精神神経学会に寄託された。

○江副　勉　「東京都立松沢病院」，東京大学医学部創立百周年記念会（編）
東京大学医学部百年史，p617-622，東京大学出版会，1967．

昭和33年に，お玉が池種痘所の創立から100年を迎えた東京大学医学部創立百周年記念事業の一環として刊行された百年史の第8部の「関連病院」の一部として執筆されたもの。ちなみに，この部には，伝染病研究所，立地自然科学研究所，三井厚生病院，東京都養育院，都立駒込病院が関連病院・研究所として挙げられている。また，林暲が「関東大震災と東京大学」(p.699-708)を執筆しており，東大精神科が現在も用いている南研究棟（赤煉瓦棟）に精神科の移転した経緯などもしるされている。

○日本精神病院協会「明治大正時代の精神医学関係懐旧談」牧野出版，1968

昭和43年7月16日に日本精神病院協会常務理事会主催で行われた座談会記録。斉藤玉男，金子準二，関根真一3先生と日精協渡辺栄一会長，田辺子男副会長，5名の常務理事，日本医師会の松川金七副会長が出席しており，大正9年まで精神医学医療関係の年表がついている。

○精神医療史研究会　「松沢病院九〇年史略史稿」精神医療史研究会，1972

病院創立90周年を迎えた昭和44年に企画されたもので，最初は都の予算による出版が予定されていたが，最終的には，吉岡真二，岡田靖雄，長谷川源助を中心とした精神医療史研究会の名

で昭和47年に刊行された。本書の刊行の直前の昭和46年7月9日に院長の江副勉先生が急逝されたが，昭和45年3月にかかれた江副院長の序文が載せられている。32葉の写真，戦中・戦後の勤務者の座談会，戦時中の医局日誌（抄）などが掲載されている。

○精神医療史研究会（編）「呉秀三先生－その業績」呉秀三先生業績顕彰会，1974
　資料編，呉先生の著作（精神科医療，精神医学，司法精神医学，精神医学史，医学史，啓蒙，雑），呉先生に関する評伝，付録からなる。興味深い写真も多い。岡田靖雄，金子嗣郎，長谷川源助，吉岡真二，浜田晋の執筆になる。1965年に行われた「呉先生を偲ぶ会」の記録，江副勉院長の司会による記念座談会が収録されている。

○呉秀三先生顕彰会　「呉秀三先顕彰記念誌」
　昭和54年11月11日，第32回広島医学会総会にあたって行われた呉秀三先生の胸像除幕式に際して，広島県医師会を中心編纂された記念誌。多くの貴重な写真や手紙，原稿などを含んでいる。

○岡田靖雄　「呉秀三　その生涯と業績」，思文閣出版，1982
　目次は「芳渓呉秀三先生之伝」とある通り，呉秀三先生の伝記である。第1編：先生の誕生，その父祖ならびに親戚　第2編：幼時から留学まで　第3編：帰朝後の活躍　第4編：先生の人となり，その他　という構成になっており，呉先生の詳細な生涯の業績の記載である。巻末に「呉秀三先生関連年譜稿」がある。

○岡田靖雄　「精神科慢性病棟」岩崎学術出版社，1979
　副題に「－松沢病院1958-1962－」とあるように，著者が，松沢病院に勤務中に当時「不潔病棟」と通称されていた東七病棟（男）でのこの期間に著者が経験した経験をまとめたもの。4部からなり，第1部：当時の松沢病院の概況と東七病棟というところ，第2部：働きかけ，第3部：薬物療法，第4部：まとめと考察，となっている。68葉の写真もあり，当時の病院の医療看護の様子の詳細が描かれている。

○岡田靖雄　「私説松沢病院史」岩崎学術出版社，1981
　岡田靖雄氏は1931年生まれ，1955年東京大学医学部医学科を卒業，1958年から1966年まで，松沢病院に研究生，医員として勤務。精神医療史研究会を作り，昭和39年の精神衛生法改正問題の起こった時には松沢病院医局の中心となって活動した。その後，東京大学医学部精神神経科助手，医局長を経て，峡田診療所，荒川生協病院に勤務。日本医史学会員，日本精神医学史学会会員。精神医療史研究会を主宰。
　編著書に「精神医療」(1964)，「精神科慢性病棟」(1979)などがある。

年表，目次，索引を含めると700頁近い大著で，東京府癲狂院設立から1979年ごろまでの癲狂院－巣鴨病院－松沢病院史である。著者も「はじめに」に述べている通り，巣鴨病院時代までは編年体で資料も豊富であるが，松沢移転後の記述は前半の約半分の頁数になって，明治・大正時代が中心といえる。資料の豊富さと記述の詳しさは類書の及ぶところではない。古い時代の口絵（写真）も23葉あり，また，最後尾の年表も詳細で，今回出版した本書の年表の昭和54年以前の記載の大部分は「私説松沢病院史」の年表によっている。現時点で，創立100年までの巣鴨－松沢病院の歴史についてもっとも詳しくかかれたすぐれた本である。

○雑誌「精神医学」第22巻10号（通巻262号），1980，医学書院
特集「日本精神医学と松沢病院－都立松沢病院創立百年を記念して－」
巻頭言（後藤彰夫），序論（秋元波留夫），医学史の中の精神病院（中川米造），松沢病院の歴史的沿革（金子嗣郎），日本精神医学研究史と巣鴨・松沢病院（石井毅），作業療法からリハビリテーションへ（加藤伸勝），松沢病院における精神科看護（関根真一），外部から見た松沢病院（元吉功），臨床研究医学研究史（宇野昌人），松沢病院の戦後の医療実態（広田伊蘇夫），東京都立松沢病院創立百周年記念－資料展（鈴木芳次）からなっている。創立百周年を記念して昭和54年11月7日に烏山区民センターで開催された創立記念シンポジウムの演者の論文を中心に構成され，その時点までの松沢病院に関するほとんどの論文を文献として網羅している。

○浦野シマ　「日本精神科看護史」，牧野出版，1982
浦野シマ氏は昭和11年に東京府立松沢看護養成所卒業，松沢病院に入職，昭和38年から婦長，看護科長，昭和45年に退職した。精神科看護のパイオニアである著者の著した松沢病院中心の看護史。太平洋戦争中の精神科看護の苦心談がいきいきと描かれている。また，看護者の著書等の引用紹介も多い。

○金子嗣郎　「松沢病院外史」　日本評論社，1982
松沢病院創立100年の機会に収集した資料などをもとに，松沢病院や日本の精神医療に関連したトピックスを読み物風に記した「からだの科学選書」の1冊。精神病者処遇の歴史，相馬事件，癲狂院－巣鴨病院－松沢病院の歴史，病院の労働争議，松沢病院と東京大学，芦原将軍のことなどのの項目がある。
中心のテーマは，精神病者の処遇，精神医学の学としての成立，治療の変遷などである。本書が出版された時，著者は52歳であったが「あとがき」で，すでに体調不良を訴えられていた。66歳でなくなられるまでに，是非「正史」を執筆編集して頂きたかったとの思いが強い。

○宮内　充（編著）「松沢病院を支えた人々」，新樹会創造印刷，1985

　　宮内氏は昭和24年から昭和60年まで松沢病院勤務の看護士。第1部：医療看護の流れ，第2部：松沢病院の語り部（続編），第3部：私のノートより，の3部からなる。看護者の立場から見た病院医療の実態が描かれている。

　　この他に同氏には「語り部の記録」(1977)，「精神医療看護の歩み」(勁草書房，1991，「続松沢を支えた人たち」(1997)，「時代と精神医療」(1997)，「精神医療の旅と歩み」(1999)などがある。特に，「語り部の記録」は多くの看護者からの聞き書きを集めたもので各時代の雰囲気を知る上で参考になる。

○鈴木芳次著作集（浦野シマ編集発行）「病院栄養と患者給食」，1990

　　松沢病院の栄養士で松沢病院史の研究家であった鈴木芳次氏の遺文集。栄養問題だけでなく，病院の諸活動の多くの写真を含む。

○浦野シマ（編著），石橋ハヤ女史の軌跡，牧野出版，1996

　　[明治・大正・昭和を駆け抜けたナイチンゲール]の副題があり，秋元波留夫元院長の監修になる。昭和45年まで松沢病院看護科長を勤めた浦野ハヤ氏が，昭和30年に国際赤十字委員会からフローレンス・ナイチンゲール記章を受賞した石橋ハヤさん（明治37年に巣鴨病院に入職，大正6年に看護長，昭和21年松沢病院を退職，以後嘱託となり，昭和36年逝去）に関する記録を集めたもの。古い時代を語る座談会や，松沢病院の貴重な写真，ミュンヘン留学中の内村祐之先生からのエハガキのコピーなど貴重な資料も多い。

[その他の参考文献]

呉秀三先生小伝

江副勉，臺弘：戦後松沢病院12年間の歩み，精神神経誌60：991－1006，1958

三宅鑛一博士事績（金子準二著），1963，三宅鑛一博士事績刊行委員会

関根真一：随筆　落ち葉かき，1971（この後，続，拾遺の2冊刊行）

加藤清光：白天録（加藤普佐次郎博士遺稿・追悼文集），1969

内村祐之：我が歩みし精神医学の道，みすず書房，1968

斉藤茂太：精神科医三代，中公新書，1971

故江副勉先生追悼記念文集，都立松沢病院医局，1972

八十八年をかえりみて－斉藤玉男先生回顧談，大和病院，1973

内村祐之－その人と業績－：秋元波留夫監修，創造出版，1982

木村ツヤ子：私の精神科看護録，1982

林暲先生追悼記念文集，1983，創造出版

秋元波留夫：迷彩の道標，ＮＯＶＡ出版，1985

秋元波留夫：未来のための回想，創造出版，1985

秋元波留夫，石川清：日本精神医学史，日本精神医学全書第1巻，金原出版，1966

増田はる子：共に生きる歳月・精神科看護への道，ＮＯＶＡ出版，1991

台　弘：誰が風を見たか，星和書店，1993

江畑敬介，坂口正道：救急精神診療，医学書院，1988

岩淵正之，江畑敬介:精神障害者に対する身体合併症診療の実際，新興医学出版，1996

金子嗣郎先生追悼文集，東京都立松沢病院，1998

堀田直樹先生追悼文集，東京都立松沢病院，1999

院内報「まつざわ」昭和56年（1号）～平成12年10月（77号）

心の風景－みどりの中の精神病院（写真集）星和書店，1994

(風祭元)

あ と が き

　当院は，前身の府癲狂院・巣鴨病院で40年，松沢に移転して80年になった。本誌が多くの先輩同僚のご協力を得て，刊行されるころには，幾分大袈裟に言えば，3世紀にわたる歴史を経ることになる。この伝統は，輝かしくはあるが同時に重くも感じられる。新しい世紀を迎えて，松沢病院がその伝統に足を引っ張られることなく精神科医療の最前線を歩めるであろうか，危惧は残る。しかし真の伝統とは，古き良きところは保ちながらも，さらに自らに厳しくより新しい創造を目指して絶えず自己改革する努力を怠らない力があることを指すのであろう。ここに示された120年の歩みを回顧し先人たちの指導に感謝しながら，それぞれ独自の理念と創意をもって，時代を先取りした医療に邁進することを誓いたいものである。

　いささか力みすぎたかも知れない。本誌は松沢病院の年表という意味では公的性質を有するが，本来「記念誌刊行会」による，いわば私的で身内的な内容も濃い。敢えて「研究室の歩み」を掲載した理由でもある。松沢病院からみた精神科医療の歴史を概観しながら，最近の当院の医療のあり方についてご理解をいただき，今後の展望について忌憚のないご意見やご忠告が得られることを期待したいと思う。

　最後に「刊行会」に貴重な原稿や多額のご寄付を寄せられた方々に厚く御礼申し上げるとともに，皆様方のご健勝とご多幸を祈念申し上げ，併せて変わらぬご厚情を松沢に賜るようお願い申しあげたい。

　なお基金の一部は，医局制作の映画「明日のために」や，内村・秋元院長らによる「イム」などの保存に使用した。また写真や資料が多く残されており，本誌への掲載を考慮したが，諸般の事情により今回は断念せざるを得なかった。

（坂口）

編 集 委 員

風祭　元

坂口正道　　本多　真

新里和弘　　中川誠秀

加藤　温　　横田圭司（会計）

松沢病院120年年表

平成13年2月15日　初版第1刷発行

編　著　松沢病院120周年記念誌刊行会
　　　　都立松沢病院精神科医局
発行者　石澤雄司
発行所　株式会社　星和書店
　　　　〒168-0074　東京都杉並区上高井戸1-2-5
　　　　電話03(3329)0031(営業)／03(3329)0033(編集)
　　　　FAX 03(5374)7186

Printed in Japan　　　　ISBN4-7911-0432-3